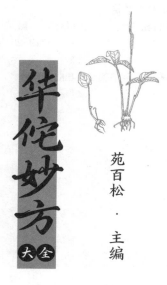

华佗妙方大全

苑百松 · 主编

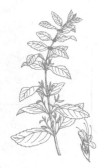

U0386179

黑龙江科学技术出版社

图书在版编目（ＣＩＰ）数据

华佗妙方大全 / 苑百松主编． -- 哈尔滨 ：黑龙江
科学技术出版社，2024. 9. -- ISBN 978-7-5719-2636-6

Ⅰ．R289.5

中国国家版本馆 CIP 数据核字第 2024RK1439 号

华佗妙方大全
HUATUO MIAOFANG DAQUAN

苑百松　主编

项目总监	薛方闻	
策划编辑	沈福威　赵叔月	
责任编辑	陈裕衡	
排　版	文贤阁	
出　版	黑龙江科学技术出版社	
	地址：哈尔滨市南岗区公安街 70-2 号　邮编：150007	
	电话：（0451）53642106　传真：（0451）53642143	
	网址：www.lkcbs.cn	
发　行	全国新华书店	
印　刷	三河市金兆印刷装订有限公司	
开　本	710 mm×1000 mm 1/16	
印　张	14	
字　数	170 千字	
版　次	2024 年 9 月第 1 版	
印　次	2024 年 9 月第 1 次印刷	
书　号	ISBN 978-7-5719-2636-6	
定　价	68.00 元	

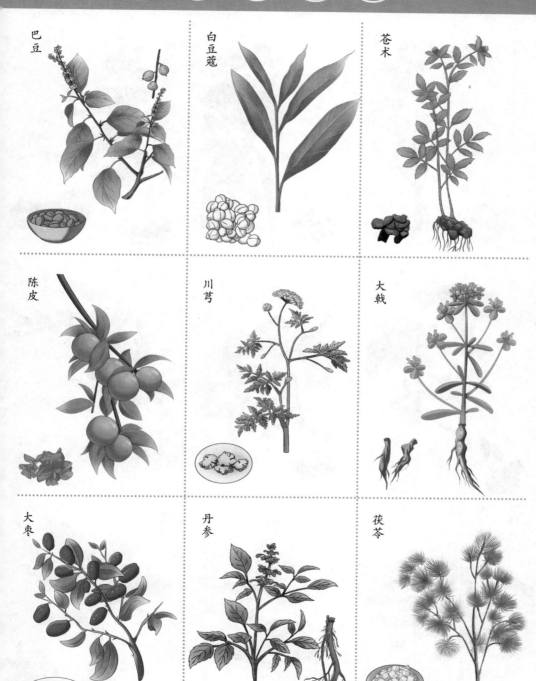

巴豆

白豆蔻

苍术

陈皮

川芎

大戟

大枣

丹参

茯苓

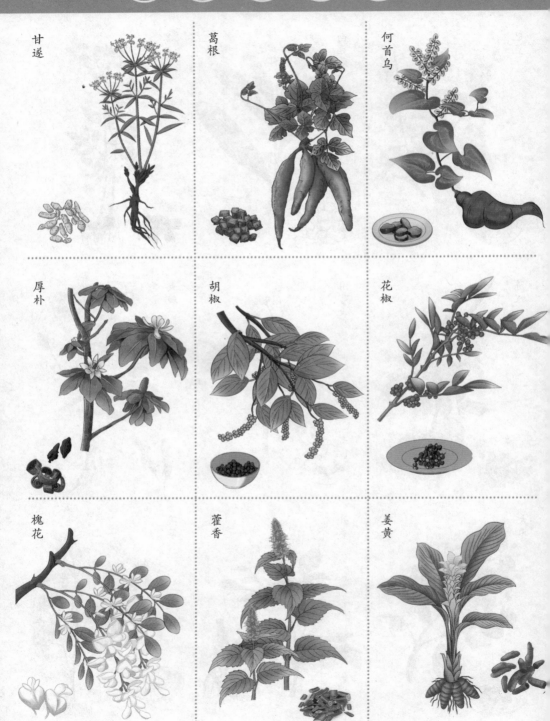

甘遂

葛根

何首乌

厚朴

胡椒

花椒

槐花

藿香

姜黄

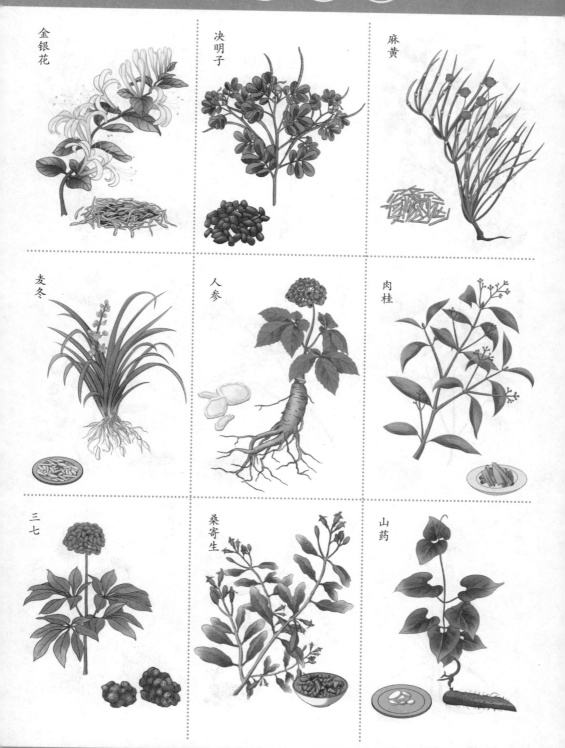

金银花

决明子

麻黄

麦冬

人参

肉桂

三七

桑寄生

山药

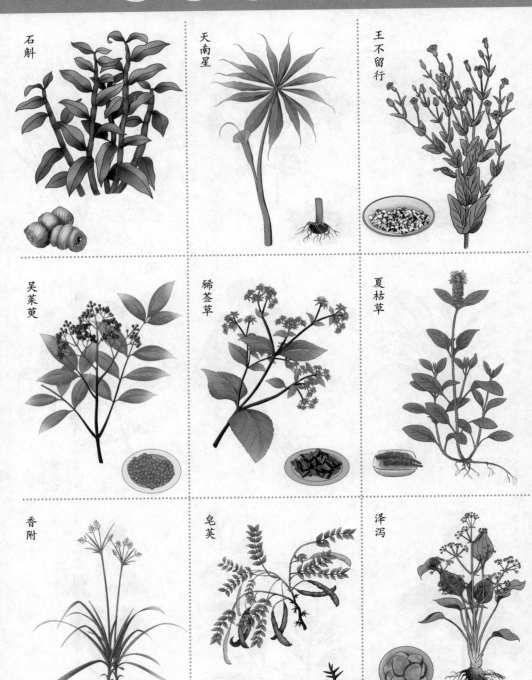

石斛

天南星

王不留行

吴茱萸

豨莶草

夏枯草

香附

皂荚

泽泻

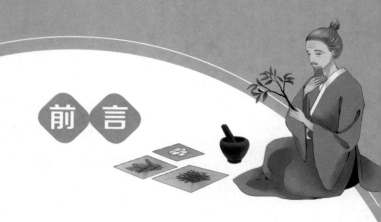

前言

华佗是中国医学史上的杰出医学家，中国外科医学的创始人，一生悬壶济世，"神医"之名纵贯古今。

华佗生于东汉时期，少时游学，苦钻医术，后行医各地，治病救人，深受人们爱戴。华佗不求名利，不慕富贵，集中精力于医药研究上，经过数十年的行医实践，他不仅精通内科、妇科、儿科、皮肤科和眼、鼻、耳、喉等各科疾病的诊治，还擅长各种需开腹的外科手术，并且发明了最早的麻醉药物——麻沸散。此外，华佗充分总结了前人的医学精粹，结合自己的行医实践，研发了各种特药良方，撰写了影响后世的《华佗神方》一书。

本书以《华佗神方》为主体选编整理而成，全书撷取精粹，去除冗杂，收录了内外科、妇科、产科、儿科、皮肤科等各科妙方。由病征列方，从配方到用法，清晰明了，便于读者阅览和查询。同时，文中还设置了"华佗小讲堂"，针对病征及相关内容进行讲解。

另外，为了增加读者对中药的认识，还设置了常见中药详解的板块，力求使本书更具科学性和实用性。

需要注意的是，书中所列方剂中的药名由于年代久远，各地品种繁杂，有同药异名和同名异药以及药名不一的现象，使用时请核对。而且，为了尊重原著，对于原书中的硫黄、石灰等如今不宜内服的药物，均未做变动。另外，使用本书方药时一定要因人而异，临床仍须辨证施治，灵活应用。

本书内提供的治疗方法仅供参考，不能代替医生的诊断和治疗建议。在面对健康问题时，您应该咨询专业医生或相关医疗机构，谨遵医嘱，以获取准确、可靠的诊断和治疗建议。祝愿读者们在学习中医的过程中，可以通过学习、探索、实践，拥有健康幸福的生活。

鉴于编写时间仓促，如有不足之处，希望广大读者提出宝贵意见，以便再版时加以改正。

目录

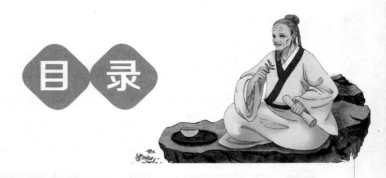

第一章　华佗内科药方

华佗

妙方大全

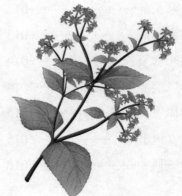

第二章 华佗外科药方

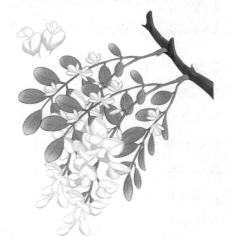

第三章 华佗妇科药方

华佗

妙方大全

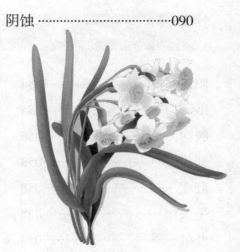

第四章　华佗产科药方

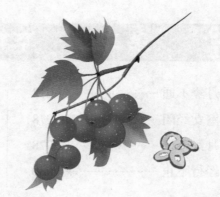

第五章　华佗儿科药方

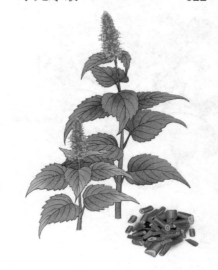

第六章　华佗耳鼻喉科药方

第七章　华佗齿科药方

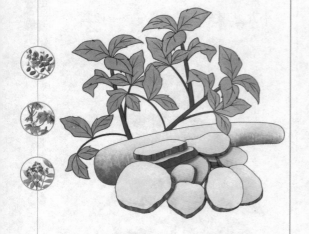

第八章　华佗眼科药方

第九章　华佗皮肤科药方

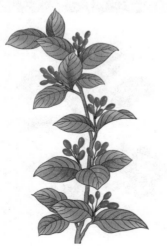

第十章　华佗急救妙方

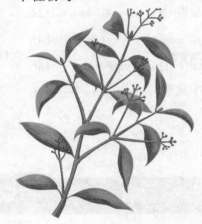

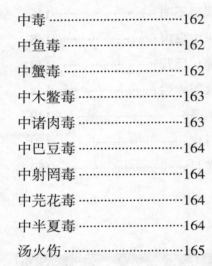

第十一章　华佗伤科药方

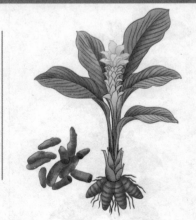

第十二章　华佗治奇症药方

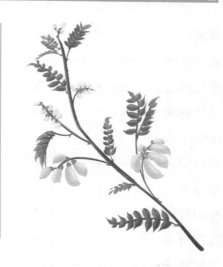

第十三章　华佗临证妙方

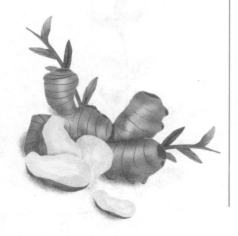

华佗

妙方大全

第十四章　华佗妙方秘方

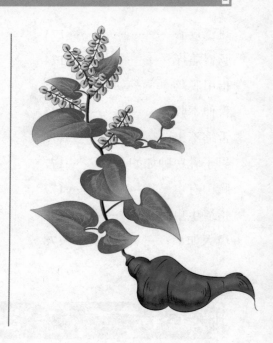

附　录

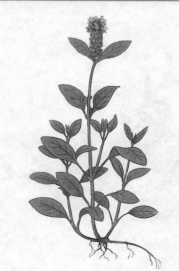

第一章 华佗内科药方

本章主要针对内科病证，包括伤寒、中暑、风湿腰痛等方面的疾病，并从同一病证的不同表现讲解治疗方剂，一目了然。

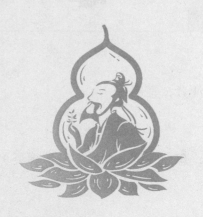

伤寒初起

病 征

伤寒始得一日，在皮当摩膏，火灸即愈。若不解者，至二日在肤可法针，服解肌散发汗，汗出即愈。若不解者，至三日在肌，复发汗则愈。若不解者，止勿复发汗也。至四日在胸，宜服藜芦丸，微吐则愈。若更困，藜芦丸不能吐者，服小豆瓜蒂散，吐之则愈。视病尚未醒者，复一法针之。五日在腹，六日入胃，入胃则可下也。又伤寒初起时，用：

配 方

柴胡、白芍、茯苓、甘草、桂枝、麻黄各一钱，当归二钱，陈皮五分。

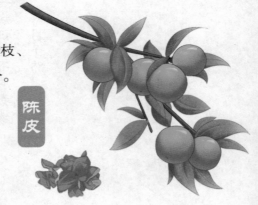

陈皮

用 法

水煎服，极效。

伤寒不汗

病 征

凡患伤寒，一至二日不汗者，宜用：

配 方

葛根半斤，乌梅十四枚，葱白一握，豆豉一升（绵裹）。

用 法

以水九升，煮取三升，分为三服。初一服便厚覆取汗，汗出粉之。

伤寒发狂

病征

凡伤寒热极发狂，惊悸恍惚。可急用：

配方

石膏二钱，黄连一钱。

用法

上药为末，煎甘草水冷服，有效。

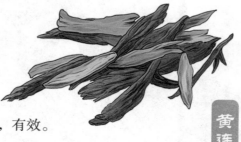

黄连

伤寒谵语

配方

大黄四两，厚朴二两（炙），枳实三枚（炙）。

用法

以水四升，煮取一升二合，去滓分温再服。若一服得利，谵语止，勿服之也。

伤寒结胸

病征

伤寒结胸者，谓热毒气结聚于心胸也。此由病发于阳而早下，热气乘虚而痞结不散也。按之痛，寸脉浮，关脉沉是也。可用：

大 黄

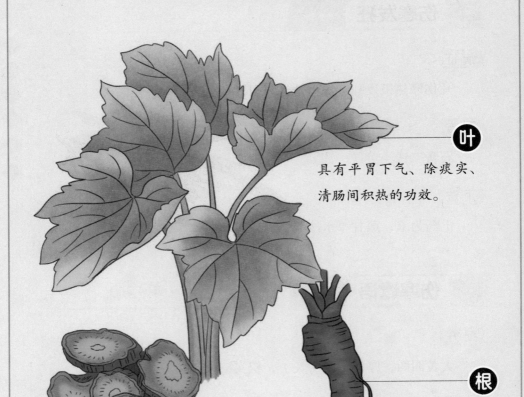

叶

具有平胃下气、除痰实、清肠间积热的功效。

根

富含大黄素、大黄酚及大黄酸，有清肠通便、止血消肿、利湿止泻等功效。

产　　地：分布于西北、西南各地，南方高寒山区有栽培。

性　　味：性寒，味苦。

功效主治：泻热通便，凉血解毒。用于治疗血瘀经闭，跌打瘀痛，湿热黄疸，里急后重，淋证，水火烫伤，血热出血等。

使用禁忌：孕妇及月经期、哺乳期慎用，有脾胃虚弱、虚寒等病症的患者忌服。不可超量服用，更不可长期服用。

【配方】

　　蜀大黄半斤，葶苈子半
升（熬），杏仁半升（去皮尖，
熬令赤黑色），芒硝半升。

【用法】

　　上四味捣筛二味，杏仁
合芒硝研如泥，和散合剂，
丸如弹子大。每服一丸，用
甘遂末一钱匕，白蜜一两，
水二升同煮取一升，温顿服
之，一宿乃自下。如不下，
更服取下为要。或用栝楼一枚（捶碎），入甘草一钱，同煎服之。
极神效。

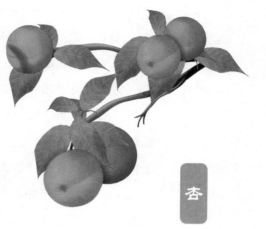

杏

伤寒下血

【配方】

　　用釜灶下黄焦土半升（绵裹），
甘草三两（炙），干地黄三两，白
术三两，附子三两（炮研），阿胶
三两（炙），黄芩三两。

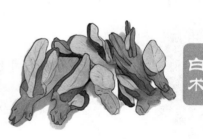

白术

【用法】

　　先以水八升煮六味，取三升，去滓，内胶令烊，分三服。

【禁忌】

　　海藻、菘菜、芜荑、猪肉、桃、李等。

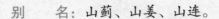

别　　名：山蓟、山姜、山连。

用药部分：菊科植物白术的干燥根茎。

性味归经：性温，味苦、甘；归脾、胃经。

功能主治：健脾益气，燥湿利尿，止汗，安胎。用于治疗腹胀，泄泻，心悸，水肿，自汗，胎动不安等症。

使用禁忌：干咳带血、口燥咽干、久病伤阴、少津，湿热邪毒未清又外感热病邪实者忌服。

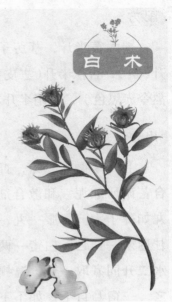

白术

伤寒衄血

配方

牡蛎十分（熬），石膏五分。

用法

上药二味捣末，酒服方寸匕，日三四服。亦可蜜丸如梧桐子大，酒服十五丸。

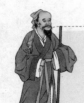

华佗小讲堂

衄（nǜ）血，俗称鼻出血，由五脏热结所致，且发病急，病程短。

伤寒烦渴

配方

知母六两，石膏一斤，粳米六合，人参三两，甘草二两。

用法

先以水一斗二升，煮米熟，去米纳诸药，煮取六升，去滓温服一升，日三服。

禁忌

忌海藻、菘菜。

伤寒食积

配方

黄芩、大黄各五两，栀子仁十六枚，黄连五两（去毛），豆豉一升（熬），甘遂三两，麻黄五两（去节），芒硝二两，巴豆一百枚（去皮及心熬研）。

用法

上药九味捣筛，白蜜和丸如梧子，服三丸。以吐下为度，若不吐利，加二丸。

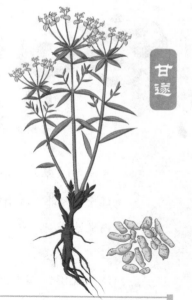

甘遂

伤寒咳嗽

配方

知母二两，贝母、葛根、芍药各三两，石膏四两，黄芩三两，

黄 芩

花

可用来治疗肺火上逆等症。

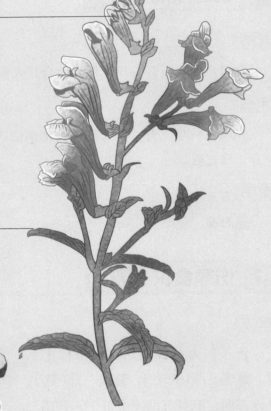

叶

可用来治疗热毒骨蒸、肠胃不利等症。

根

可用来治疗黄疸、泻痢等症。

产　　地：多生长于草原、干燥砾质的山坡，分布于黑龙江、吉林、辽宁、河北、河南、山东、四川、云南、山西、陕西、甘肃、内蒙古等地。

性　　味：性寒，味苦。

功效主治：清热燥湿，泻火解毒，止血，安胎。用于治疗湿热下痢，湿热黄疸，高热烦渴，肺热咳嗽，痈肿疮疡，胎热不安，血热出血等症。

使用禁忌：脾胃虚寒、食少便溏者忌服。

杏仁一两（去皮尖及双仁），栀子仁三两。

用法

上药八味，切，以水七升，煮取二升五合，去滓，分为三服。如人行八九里，再服。

禁忌

忌蒜、面七日。

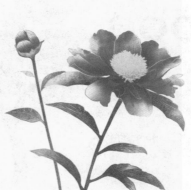

芍药

别　　　名：木芍药、赤芍药

用药部分：芍药科植物芍药、川赤芍的干燥根。

性味归经：微寒，苦；归肝经。

功能主治：清热凉血，散瘀止痛。用于治疗温毒发斑，吐血衄血，目赤肿痛，肝郁胁痛，经闭痛经，跌扑损伤，痈肿疮疡。

使用禁忌：血虚无瘀者、痈疽已溃者忌服。不宜与藜芦同服。

 伤寒目翳 •••

配方

秦皮、升麻、黄连各一两。

甘草

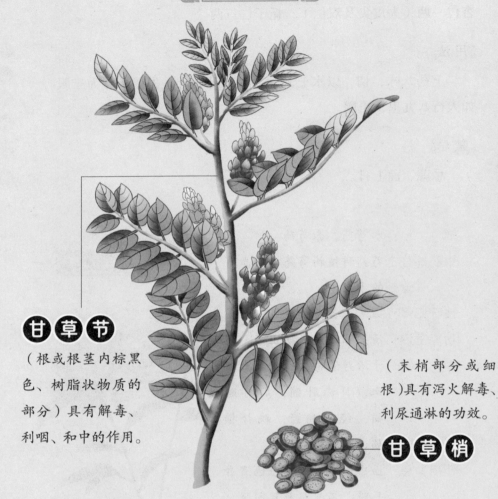

甘草节

（根或根茎内棕黑色、树脂状物质的部分）具有解毒、利咽、和中的作用。

（末梢部分或细根）具有泻火解毒、利尿通淋的功效。

甘草梢

产　　地：多生长于向阳干燥的草原、沙质土地，分布于东北、华北、西北等地。

性　　味：性平，味甘。

功效主治：益气补中，祛痰止咳，调和诸药。用于治疗脾胃虚弱，气短乏力，心悸，咳嗽痰多等症。

使用禁忌：痢疾初作、醛固酮增多症、低钾血症患者忌服。肾病、高血压、水肿、充血性心力衰竭患者慎用。

用法

上药三味，用水四升，煮取二升半，冷之，分用三合。仰眼以绵绕箸头，取汤以滴眼中，如屋漏状，尽三合止，须臾复，日五六遍乃佳。

禁忌

忌猪肉、冷水。

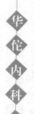

伤寒口疮

配方

升麻、炙甘草各一两，竹叶五分，麦冬三分（去心），牡丹一分，干枣二十枚。

用法

上六味，以水四升，煮取一升半。去滓，分五服。含稍稍咽之为度。

禁忌

忌海藻、菘菜、胡荽等。

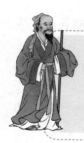

华佗小讲堂

不眠又称为失眠症，是由各种原因导致的入睡困难、睡眠时间短、睡眠质量差等。随着生活压力的增大，失眠症已成为一种常见病。

伤寒虚羸

病征

　　本症为其人血气先虚，复为虚邪所中，其后经发汗吐下后，热邪始散，真气尚少，五脏犹虚，谷神未复，故其候为虚羸少气，气逆并呕吐。

配方

　　石膏一升，竹叶一把，人参二两，半夏一升，生姜四两，炙甘草二两。

用法

　　上药以水一斗二升，煮取六升。去滓，纳粳米一升，米熟去米饮一升，日三服。

禁忌

　　忌海藻、菘菜、羊肉。

伤寒头痛

配方

　　干姜、防风、沙参、细辛、白术、人参、蜀椒、茯苓、麻黄、黄芩、代赭石、桔梗、吴茱萸各一两，附子一枚。

用法

　　上药为末，先食，酒服一钱匕，日三服。

伤寒搐搦

病征

本症为汗后覆盖不密,致腰背及四肢搐搦。

配方

牛蒡根十条,麻黄、牛膝、天南星各六钱。

用法

锉细,再入陈酒一碗,于盆内同研,以新布绞汁,以炭火烧药至黑色,每服一钱,温酒下,日凡三服。

别　　名:	南星、虎掌、山苞米。
用药部分:	天南星科植物天南星、异叶天南星、东北天南星的干燥块茎。
性味归经:	性温,味苦、辛,有毒;归肺、肝、脾经。
功能主治:	燥湿化痰,祛风止痉,散结消肿。用于治疗湿痰咳嗽,口眼㖞斜,半身不遂,癫痫,破伤风等症。
使用禁忌:	阴虚燥咳者、血虚动风者、孕妇慎用。不宜与附子、干姜、生姜同服。

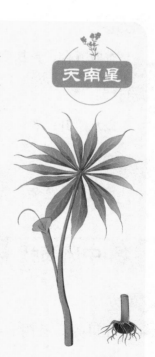

天南星

华佗内科药方

第一章

伤寒食复

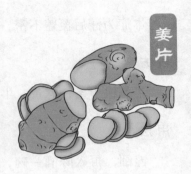

姜片

病征

本症为伤寒病新瘥，脾胃尚虚，谷气未复，若食猪肉、肠、血、肥鱼及油脂物，必大下利，医所不能治，必至于死。若食饼饵、粢饴脯、脍炙、枣、栗诸果物，坚实之物，胃气虚弱，不能消化，必更结热，适以药下之，乃胃气虚冷，大利难禁。不下必死，下之又复危险，不可不慎。

配方

香豉五合，炙甘草、桂心各二两，大黄四两，芒硝半斤。

用法

以水六升，煮取二升，去滓，先食，适寒温饮一升，日再服。

禁忌

忌海藻、菘菜、生葱等物。

中风痰厥

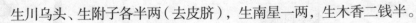

配方

生川乌头、生附子各半两（去皮脐），生南星一两，生木香二钱半。

用法

每服五钱，生姜十片，水煎一盏，温服。

中风发热

配方

大戟、苦参各四两。

用法

用白醋浆一斗煮沸洗之。

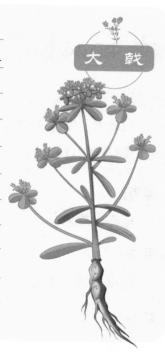

别　　　名：	下马仙、京大戟。
用药部分：	大戟科植物大戟、茜草科植物红芽大戟的根。
性味归经：	性寒，味苦，有毒；归肺、脾、肾经。
功能主治：	泻水逐饮，消肿散结。用于治疗水饮泛溢，水肿喘满，胸腹积水，痰饮结聚，二便不通，痈肿，疔毒等症。
使用禁忌：	虚寒阴水者、孕妇禁用，体弱者禁用。不宜与芫花、海藻、菖蒲、芦草、甘草等同服。

大　戟

男女风邪

病征

凡男女偶中风邪，男梦见女，女梦见男，梦中交欢，日久成劳；悲愁忧患，喜怒无常，日渐羸瘦，连年累月，深久难疗。或半月或数月一发。宜散肝风，去痰湿。

配方

桑寄生三两，白术、茵芋各二两，桂心、天雄、菖蒲、细辛、茜根、附子、干姜各一两。

用法

上药共捣为末。用酒服下方寸匕，日三。

中贼风

病征

贼风者，谓冬至之日，有疾风从南方来者。人若中之，则五脏四肢及心胸腰背等处，痛不可忍，至能伤害于人，故名贼风。

配方

桂心、防风、黄芩、干姜、茱萸、秦艽、甘草各三两。

用法

用水五升，煮取一升半，分再服，以愈为止。

禁忌

忌海藻、菘菜、生葱。

中风掣痛

主治

身中有掣痛不仁不随处者。

桑寄生

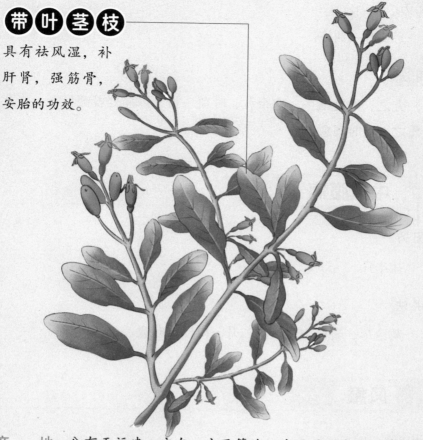

带叶茎枝

具有祛风湿,补
肝肾,强筋骨,
安胎的功效。

产　　地：分布于福建、广东、广西等地,生于平原或低山常绿阔
叶林中,寄生于桑树、桃树、李树、龙眼、荔枝、杨桃、
油茶、油桐、橡胶树、榕树、木棉、马尾松或水松等多
种植物上。

性　　味：性平,味苦、甘。

功效主治：祛风湿,补肝肾,强筋骨,安胎。主治风湿痹证,崩漏
经多,妊娠漏血,胎动不安,降血压,可用于高血压病。

使用禁忌：桑寄生含有槲皮素,与含各种金属离子的西药,如氢氧
化铝制剂钙制剂、亚铁制剂等配伍应用可以形成络合
物,影响吸收。

配方

干艾叶一纠许。

用法

丸之，纳瓦甑下，塞余孔，唯留一目。以痛处着甑目下，烧艾以熏之，一时间愈矣。

中风腹痛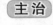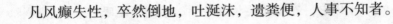

配方

盐半斤。

用法

熬令尽，着口中饮热汤二升，得便，吐愈。

风癫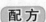

主治

凡风癫失性，卒然倒地，吐涎沫，遗粪便，人事不知者。

配方

鸱头一枚（炙）、葶苈子、铅丹、虎掌、乌头、栝楼根各三分，甘遂、大戟（炙）、天雄（炮）、蜀椒各二分，白术一分，铁精、间茹各一两。

用法

上药共为末，蜜丸大如梧子，酒下二丸，日三。忌桃、李、猪肉、冷水。

绣球风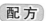

配方

茄一枝（连根叶）。

用法

煎汤熏洗，凡七日而脱壳，极灵效。

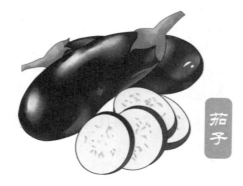

茄子

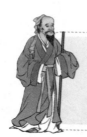

华佗小讲堂

绣球风的主要临床症状为阴囊处皮肤潮红、起红疹、有渗液，患者会瘙痒难忍，与湿疮类疾病极为相似。

走游风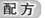

配方

风菱壳。

用法

烧灰，研细，香油调敷，极效。

华佗内科药方

第一章

各种瘫痪

病征

如因风湿而成瘫痪者，宜用下方。

配方

凤仙花、柏子仁、朴硝、木瓜。

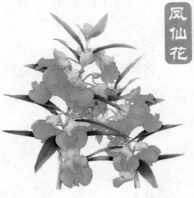

凤仙花

用法

煎汤洗浴，每日二三次。

病征

因热风而起瘫痪者，可用下方。

配方

羌活二升，枸杞子一升。

用法

上药为末，酒服一匕，日三。

病征

因暑湿而成瘫痪者，可用下方。

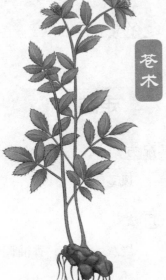

苍术

配方

自然铜（烧红，酒浸一宿），川乌头、五灵脂、苍术各一两，当归二钱。

用法

酒浸后，干研为末，酒糊丸梧子大，服七丸，酒下，觉四肢麻木始止。

別　　名：苟起子、枸杞红实、甜菜子。

用药部分：茄科植物宁夏枸杞的成熟果实。

性味归经：性平，味甘；归肝、肾、肺经。

功能主治：滋肾，强阴，补精气，明目。用于治疗肝肾阴虚及早衰。

使用禁忌：外邪实热、脾虚有湿及泄泻者忌服。

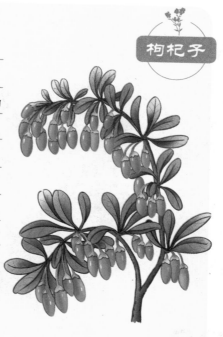

枸杞子

肾囊风

配方

鳖甲、蛇床子、白芷各等分。

用法

研末，以香油调敷极效。

热毒痢

配方一

苦参，橘皮，独活，阿胶（炙），蓝青，黄连，鬼箭羽，黄柏，甘草。

黄 连

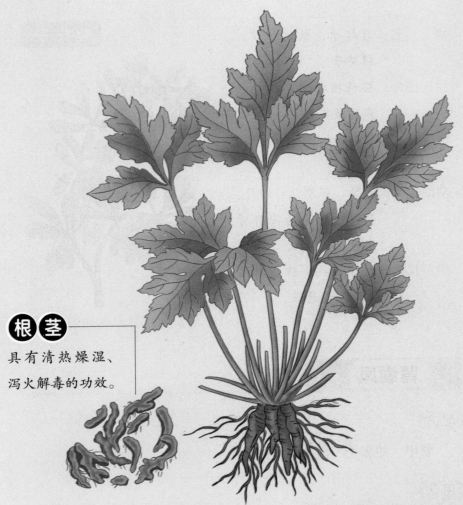

根茎

具有清热燥湿、
泻火解毒的功效。

产　　地：既有野生，也可人工栽培，在山地林中或山谷阴处长势
较好，分布于四川、贵州、湖南、湖北、陕西南部等地。

性　　味：性寒，味苦。

功效主治：泻火，燥湿，解毒，杀虫。用于治疗热毒，伤寒，热
盛心烦，痞满呕逆，菌痢，热泻腹痛，消渴，火眼，
口疮等。

使用禁忌：凡阴虚烦热、胃虚呕恶、脾虚泄泻、五更泄泻者慎服。

用法

上药等分捣末，蜜烊胶为丸如梧子，水下十丸，日三服。

或用下方：

配方二

生犀角（水牛角代），酸石榴皮，枳实。

用法

共为末，每服二三寸匕，日再服。

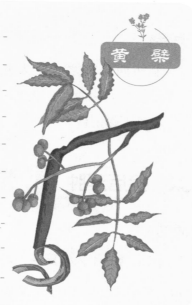

别　　名：黄柏、檗木。

用药部分：芸香科黄檗属植物黄皮
树的干燥树皮。

性味归经：性寒，味苦；归肾、膀
胱、大肠经。

功能主治：清热燥湿，泻火解毒。
用于治疗湿热带下，热
淋涩痛，湿热泻痢，湿
热脚气，痿证，盗汗等。

使用禁忌：脾胃虚寒者忌用。

黄　檗

 冷热痢

病征

冷热痢者，其痢乍黄乍白，由肠胃虚弱，宿有寒而为客热所
伤，冷热相乘而致。

配方

香豉一升，白术六两，薤白一升，升麻二两。

用法

以水七升，煮取二升半，分为三服。

疟疾 ···

配方

常山、甘草（炙）、大黄、桂心各四分。

用法

上药四味末之，蜜为丸，如兔
屎，每欲发，服六丸，饮下之。欲服
药，先进少热粥良。

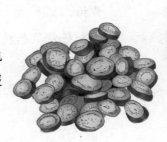

病后浮肿 ···

配方

选家鹜之年久者三匹，厚朴。

用法

蒸食之，极有效。

禁忌

惟体虚者勿服。

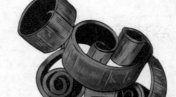

水气肿臌胀

配方

葶苈子七两（熬），甘遂五两，茯苓、椒目各三两，吴茱萸二两。

用法

上药捣末，蜜和丸，如梧子大，以饮服五丸，日三服，不知稍加丸，以利为度。

脚气冲心

主治

凡遇脚气攻心，腹胀气急则死。急用此方。

配方

吴茱萸三升，木瓜二合，槟榔二十枚，竹叶二升。

用法

上四味以水一斗，煮取三升，分三服，得快利，急瘥。

禁忌

忌生菜、熟面、荞麦、蒜等物。

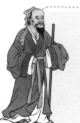

华佗小讲堂

脚气冲心是一种脚气病，该病是由缺乏维生素 B_1 引起的。临床表现为心悸、呼吸短促、精神恍惚、恶心、呕吐、腿萎软，一经发现应及时治疗，防止因症状加重而危害身体健康。

脚气肿满

配方

大豆二升（以水一斗，煮取五升，去豆），桑白皮一握，槟榔二十七枚，茯苓二两。

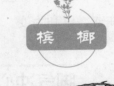

别　　名：仁频、宾门、宾门药饯。

用药部分：棕榈科植物槟榔的干燥成熟种子。

性味归经：性温，味苦、辛；归胃、大肠经。

功能主治：杀虫消积，行气，利水，截疟。主治肠道寄生虫病，食积气滞，泻痢后重，水肿，脚气肿痛，疟疾。

使用禁忌：脾虚便溏，气虚下陷者忌用；孕妇慎用。

槟　榔

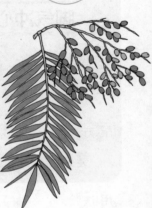

用法

将上列三味，以前豆汁浸经宿，煮取二升，去滓，添酒二合，内药中，随多少服之。

禁忌

忌醋物。

肺热咳痰

配方

半夏、栝楼各一两。

用法

上药为末，姜汁和丸如梧子大，每服二三十丸，热汤下。

别　　名：泽姑、瓜蒌、天瓜、地楼。

用药部分：葫芦科植物栝楼、双边栝楼的干燥成熟果实。

性味归经：性寒，味甘、微苦；归肺、胃、大肠经。

功能主治：清热化痰，宽胸散结，润肠通便。用于治疗湿热带下，热淋涩痛，湿热泻痢，湿热脚气，痿证，盗汗等。

使用禁忌：不宜与乌头类药材同用。

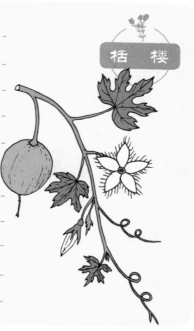

栝　楼

肺虚咳嗽

配方

木鳖子、款冬花各一两。

用法

同为末，每日三钱焚之，吸其烟，良久吐涎，以茶润喉，五六次即愈。

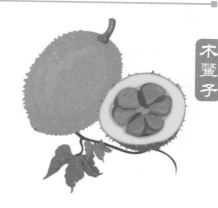

木鳖子

第一章

气喘

配方

杏仁、桃仁各半两。

用法

上药去皮尖炒研，水调生面，和丸如梧子大，每服十丸，姜蜜汤下，微利为度。

痰哮

配方

海带四两。

用法

浸透煎汁，调饴糖服，有效。

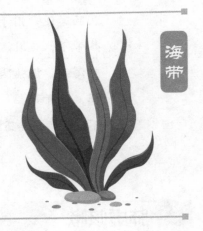

海带

哮喘

配方

白凤仙花一棵。

用法

连根叶捣汁，与烧酒等量相和，曝日候温，以手蘸汁拍膏肓穴，初觉微冷，旋热旋辣，继而微痛，乃止。以巾拭干，毋令感风，续行数日，轻者当愈。

肺痿咳嗽

配方

生天门冬（捣取汁）、陈酒各一升，饴糖一斤，紫菀四合。

用法

上药共置铜器中，于汤上煎；可丸服如杏仁一丸，日三服。

禁忌

忌鲤鱼。

久嗽喘急

配方一

知母五钱，杏仁（姜水泡，去尖，隔纸炒之）五钱。

用法

以水一碗半，煎取一碗，食后温服。

配方二

莱菔子、杏仁等分。

用法

上药为末，糊丸，每服五十丸，姜汤下。

知母

咳嗽唾血

配方

钟乳五两，牡蛎（熬）、桂心各六两，射干、桃仁（去皮尖）、贝母、橘皮、百部根、五味子各三两，生姜六两，白石英、半夏各五两，款冬花、甘草（炙）、厚朴（炙）各二两，羊肺一具。

用法

先以水二斗二升煮羊肺，煮取一斗，去肺纳药，取三升，分四服，日三夜一。

禁忌

忌羊肉。

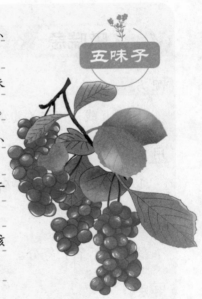

五味子

别　　名：	玄及、会及、五梅子、山花椒、壮味、五味、吊榴。
用药部分：	五味子科五味子属植物五味子或华中五味子的成熟果实。
性味归经：	性温，味酸、甘；归肺、心、肾经。
功能主治：	敛肺，滋肾，生津，固涩。用于治疗口干作渴，自汗，盗汗等。
使用禁忌：	外有表邪，内有实热，或咳嗽初起、痧疹初发者忌服。

肺痈咯血

配方

薏苡仁三合。

用法

捣烂，水两大碗，煎取一碗，入酒少许，分二次服之。

肺痿咯血 ....

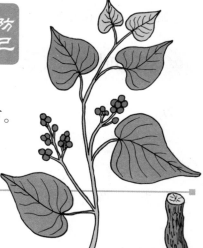

防己

配方

防己、葶苈子等分。

用法

上药为散，每服一钱，米饮汤下。

肺损咯血 ....

配方

香附一钱。

用法

为末，米汤下，日二服。

痰中带血 ....

配方

款冬花、百合等分。

用法

上药为末，蜜为丸如弹丸大，临睡嚼一丸，姜汤下。

积热吐血

配方

马勃。

用法

研末，砂糖和丸如弹子大，每服半丸，冷水送下。

劳心吐血

配方

莲心七枚，糯米半两。

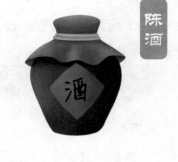

陈酒

用法

共为末，陈酒下。

心痛

配方

吴茱萸、干姜各一两半。桂心、人参、橘皮、蜀椒、甘草（炙）黄芩、当归各一两。白术一两。附子（炮）一两半。

用法

上药捣筛为散，蜜和丸如梧子，每服五丸，日三服，稍加至十二丸。

九种心痛

病征

九种心痛者，一虫心痛；二注心痛；三气心痛；四悸心痛；

五食心痛；六饮心痛；七冷心痛；八热心痛；九去来心痛；下方悉主之。

配方

附子（炮）、巴豆仁（去心皮，熬）、人参、生狼毒（炙，令极香）、吴茱萸、干姜各一两。

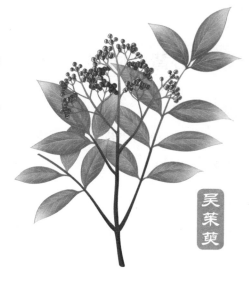

吴茱萸

用法

捣末，蜜和丸如梧子，空腹服三丸，弱者二丸，一日一服。

诸虫心痛

配方

鹤虱、当归、桔梗、芍药、橘皮各八分，槟榔十分，人参、桂心各六分。

用法

上药捣筛为散，空腹者姜枣服方寸匕，渐加至二匕。

卒心痛

配方

苦参、龙胆、升麻各二两，栀子仁三两。

用法

用苦酒五升，煮取一升，分二服，当大吐乃瘥。

心背彻痛

配方

乌头（炮，去皮）、赤石脂、干姜各二分，附子（炮，去皮）、蜀椒各一分。

用法

上药为末，蜜和丸，如麻子大，先食服三丸，少少加之。

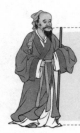

华佗小讲堂

心背彻痛指心前、心窝、胃脘、背部等部位疼痛。患该病者胸前麻痹，不能躺卧，使用的药物一般为温性。

久心痛

配方

雷丸、鹤虱、贯众、狼牙、桂心、当归各八分。

用法

上药捣为散，空腹者蜜水半

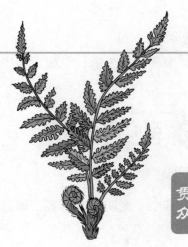

贯众

鸡子许，服方寸匕，日二服。若重不过三剂，则瘥。

腹痛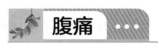

配方

当归三两，甘草（炙）二两，人参、大黄各一两，芍药八分，干姜六分，茱萸五分，桂心三分。

用法

以水六升，煮取三升，去滓，温服一升，日三服。

腰痛

配方

桑寄生、独活、桂心各四两，黑狗肾、杜仲各五两，附子（炮）、芍药、石斛、牛膝、白术、人参各三两，甘草（炙）二两，川芎一两。

用法

以水一斗，煮取三升，分三服。

肾虚腰痛

配方

牡丹皮（去心）二分，草薢、白术各三分。

用法

上药为散，以酒服方寸匕。亦可作汤服之。

石斛

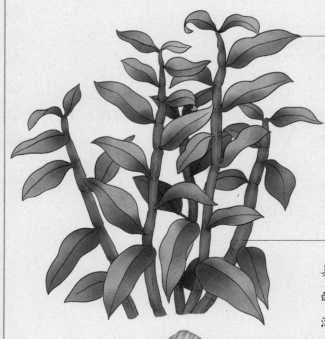

叶

不仅有润肠通便、养肝明目等功效，还能有效缓解胃部多种疾病。

茎

具有益胃生津、滋阴清热的功效，常用于治疗热病津伤、阴虚火旺等疾病。

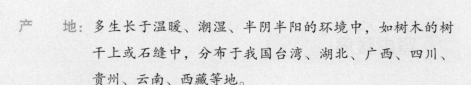

产　　地：多生长于温暖、潮湿、半阴半阳的环境中，如树木的树干上或石缝中，分布于我国台湾、湖北、广西、四川、贵州、云南、西藏等地。

性　　味：性微寒，味甘。

功效主治：生津养胃，滋阴清热，润肺益肾。用于治疗口干烦渴，胃痛干呕，病后虚热，目暗不明，视物昏花等症。

使用禁忌：不可过食，容易导致腹泻，还会抑制心脏跳动和呼吸。此外，不可与萝卜、绿豆同服。

虚寒腰痛

病征

虚寒腰痛。

◎ 内用：

配方

八角茴香。

别　　名：大茴香、舶茴香、大八角。

用药部分：木兰科植物八角茴香的干燥成熟果实。

性味归经：性温，味辛；归肝、肾、脾、胃经。

功能主治：温阳散寒，理气止痛。用于治疗中寒呕逆，寒疝
　　　　　腹痛，肾虚腰疼，干湿脚气等症。

使用禁忌：阴虚火旺者及糖尿病患者忌服。

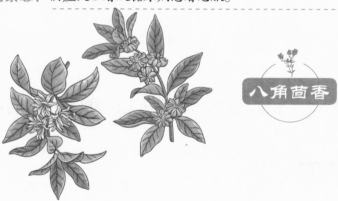

八角茴香

用法

研末，酒服下。

◎ 外用：

配方

糯米。

用法

炒热袋盛之，熨痛处。

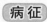 **风湿腰痛**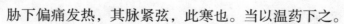

配方

麻黄（去节）、甘草（炙）各二两，独活、防风、桂心、栝楼、干葛各三两，芍药四两，干地黄五两，生姜六两。

用法

上药以水八升，酒二升，煎取三升，分三服。不瘥重作。

肝胃气痛

配方

香附子（炒）五两、乌药（炮）二两。

用法

共研细末，水醋煮蒸饼，和丸梧子大，每服二三钱，白汤下。

胁肋痛

病征

胁下偏痛发热，其脉紧弦，此寒也。当以温药下之。

配方

大黄三两，细辛二两，附子（炮）三枚。

用法

上药以水五升，煮取二升，分三服。若强盛人煮取三升半，分为三服。服则如人行四五里，进一服。

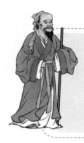

·华佗小讲堂·

胁肋痛又称为前胸壁综合征，该病是导致患者前胸部疼痛的主要原因，由于该病的疼痛部位在前胸处，所以很容易和心绞痛混淆，进而延误治疗。

诸疝初起

配方一

鲜地骨皮、生姜各四两。

用法

捣成泥，绢包囊上，虽极痒宜忍之。

配方二

连蒂老丝瓜（烧存性）。

用法

研末，每服三钱，热酒下。重者不过二三服，即愈。

寒疝

病征

绕脐苦痛，发时则白汗出，手足厥冷，脉沉弦，此寒疝也。

【配方】

大乌头十五枚，白蜜二斤。

【用法】

先以水三升煮乌头，取二升，去乌头，内蜜煎令水气尽，得二升。强人服七合，弱人五合。一服不瘥。明日更服，日止一服，不可再也。

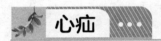

心疝

【病征】

病发时心部似被锥刀所刺，或四肢逆冷，或唇口变青。其原由阴气积于内，寒气不散，上冲于心，遂致心痛，故名心疝。

【配方】

芍药、桔梗、细辛、蜀椒、桂心、干姜各三分，附子（炮）一分。

【用法】

上药末之，蜜和丸如梧子。服七丸，以酒下，日二服。

狐疝

【病征】

狐疝者，其状如瓦，卧则入小腹，行立则出腹入囊中。狐昼出穴而溺，夜入穴而不溺，此疝出入上下往来，正与狐类，故名。

【配方】

杜仲五钱，人参一两，肉桂、桂枝、小茴香、核桃各一钱。

用法

先杜仲捣汁，以凉水浣之，取汁一碗，纳诸药，水煎服。一服伸出，二服即消，三服痊愈。

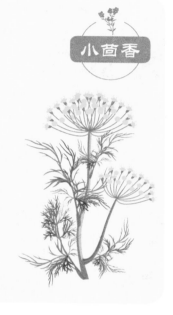

小茴香

别　　　名：野茴香、香丝菜、小香。

用药部分：伞形科植物茴香的干燥成熟果实。

性味归经：性温，味辛；归肝、肾、膀胱、胃经。

功能主治：散寒止痛，理气和胃。用于治疗慢性睾丸炎，睾丸结核，嵌闭性小肠疝，慢性胃炎，胃肠痉挛，消化不良等症。

使用禁忌：阴虚火旺者忌服。

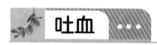

吐血

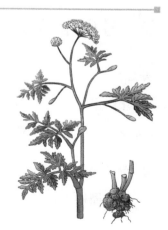

川芎

配方一

生地、当归各一两，川芎、元参各五钱，黄芩、三七各三钱，甘草、荆芥各一钱。

用法

水煎服。

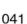

配方二

鲜生地汁一碗，三七末三钱，炮姜炭末五分。

用法

调服一剂，即止血，极神效。

五膈 ....

病征

五膈者，谓忧膈、恚膈、气膈、寒膈、热膈是也。

配方

麦冬（去心）十分，蜀椒、远志、附子（炮）、干姜、人参、桂心、细辛各六分，甘草（炙）十分。

用法

上药捣筛，蜜和丸如弹子。以一枚着牙齿间含，稍稍咽汁，日三服。

寸白虫 ....

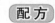

病征

寸白虫，长一寸而色白，形小褊，乃饮白酒以桑枝贯牛肉炙食之及食生鱼后即饮乳酪而生者。其发动则损人精气，腰脚疼弱。

配方

酸石榴根（东引者）一大握，芜荑三两，牵牛子半两（熬末）。

三　七

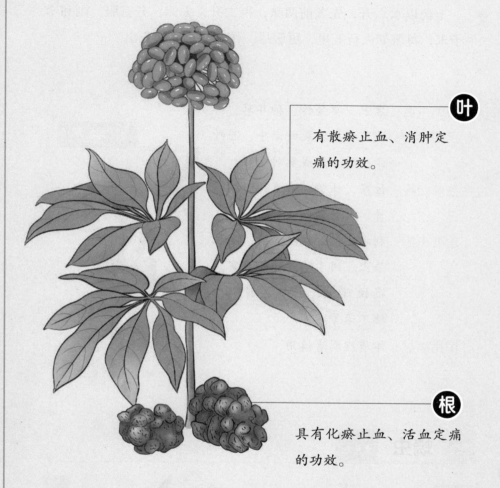

叶
有散瘀止血、消肿定痛的功效。

根
具有化瘀止血、活血定痛的功效。

产　　地：多为栽培，生长于山坡林荫下，分布于云南、广西、四川、江西等地。

性　　味：性温，味甘、微苦。

功效主治：散瘀止血，消肿定痛。用于治疗各种内外出血症，瘀血阻滞之心腹刺痛，痛经，经闭，产后瘀血腹痛，跌打瘀痛，疮痈肿痛等症。

使用禁忌：孕妇忌服。

用法

　　上药以水六升，先煮前两味，得二升，去滓，分三服。则和牵牛子末，每服如人行五里，更服尽，快利，虫亦尽死出。

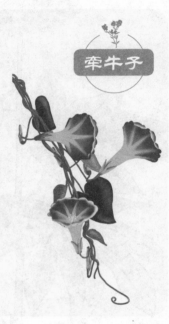

牵牛子

别　　名：	黑丑、草金铃、狗耳草。
用药部分：	旋花科植物裂叶牵牛、圆叶牵牛的干燥成熟种子。
性味归经：	性寒，味苦，有毒；归肺、肾、大肠经。
功能主治：	利水通便，祛痰逐饮，消积杀虫。用于治疗肺气壅实，痰饮喘咳，面目浮肿，二便不通等症。
使用禁忌：	体质虚弱者慎用。

蛲虫

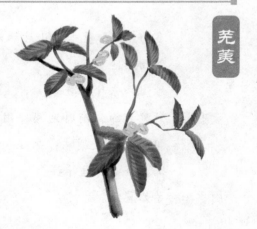

芫荑

病征

　　蛲虫形甚小，状如菜虫，居胴肠之间，多则为痔，剧则为癞，因入疮处，即生诸痈疽癣瘘病疥，无所不为。

配方

芜荑、狼牙、雷丸、桃仁。

用法

上药捣为散，宿勿食，平旦以饮服方寸匕，当下虫也。

寒泻

病征

寒泻一名鹜溏。其原为脾气衰弱及寒气在下，遂致水粪并趋大肠，色多青黑，宜温之。

配方一

川桂枝、白芍药、白术各半两，甘草（炙）二钱。

用法

水煎服。春夏宜用此方。

配方二

白芍药、白术各三钱，干姜（炮）半两，甘草（炙）二钱。

用法

水煎服。甚者则除去干姜，加附子三钱。秋冬宜用此方。

肛门肿痛

配方

马齿苋叶、三叶酸草等分。

用法

水煮汤熏洗，一日二次，极有效。

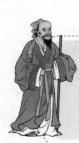

·华·佗·小·讲·堂·

肛门肿痛是肛肠病中的一种症状，主要临床症状为肛门周围肿胀、疼痛，同时伴有渗液。

小便不通

病征

本症之原因，为膀胱之气化不行，其候少腹胀气急，甚者水气上逆，令人心急腹满，乃至于死。

配方

人参、莲心、茯苓、车前子、王不留行各三钱，甘草一钱，肉桂三分，白果二十枚。

用法

水煎服，一剂即如注。

溺血

配方

菟丝子、蒲黄、干地黄、白芷、荆实、葵子、败酱草、当归、茯苓、川芎各二两。

白 果

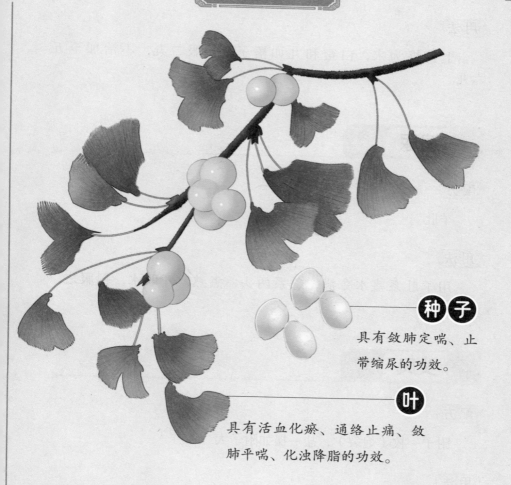

种子

具有敛肺定喘、止
带缩尿的功效。

叶

具有活血化瘀、通络止痛、敛
肺平喘、化浊降脂的功效。

产　　地：白果为银杏科植物银杏的果实，银杏适应性较强，在全
　　　　　国大部分地区均有栽培。

性　　味：性平，味苦、涩，有小毒。

功效主治：敛肺定喘，止带缩尿。用于治疗痰多喘咳，妇女带下，
　　　　　遗精，白浊，尿频，遗尿等症。

使用禁忌：忌生食，熟食不宜过量。

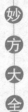
用法

上药捣为末，白蜜和丸如梧子，饮服二丸，不治加至五六丸。

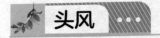

遗尿

配方

羊肚。

用法

用羊肚系盛水令满，急系两头，煮熟，开取水，顿服之，立瘥。

头风

配方

附子一枚（炮裂），盐一撮如附子大。

用法

二味作散，沐头毕，以方寸匕摩顶，日三次。或服愈风散，亦效。

头疼

配方

蔓荆子、白芷、甘草、半夏、细辛各一钱，川芎五钱。

用法

以酒煮，一醉即愈，不治再服。

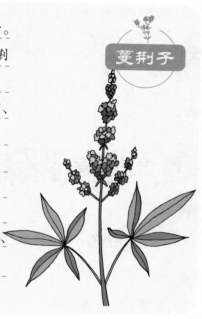

蔓荆子

别　　　名：万荆子、蔓荆实、蔓青子。

用药部分：马鞭草科植物单叶蔓荆
或蔓荆的果实。

性味归经：性微寒，味苦、辛；归肺、
膀胱、肝经。

功能主治：疏散风热，清利头目。
用于治疗血管性头痛，
偏头痛等症。

使用禁忌：血虚有火之头痛目眩者、
胃虚者忌服。

脑痛

配方

柴胡、郁李仁、麦冬各五钱，
辛夷、桔梗各三钱，白芍三两，
甘草一钱。

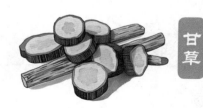

甘草

用法

水三碗，煎汁，加陈酒一升，乘热饮之，以醉为度。

风热头痛

配方

菊花、石膏、川芎等分。

用法

上药为末，每服钱半，茶调下。

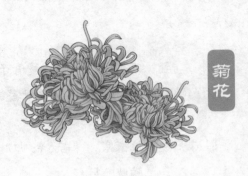

菊花

湿热头痛

病征

症因湿与热合，交蒸互郁，其气上行，与清阳之气相搏，则作痛也。

配方

羌活、防风各一两，柴胡七钱，川芎五钱，甘草（炙）一两半，连翘（炒）一两，黄芩（一半炒，一半酒制）三两。

用法

上药为末，每服二钱，入茶少许，汤调如膏，抹在口内，少用白汤送下。

眩晕

病征

本症由血气虚，风邪入于脑，而引目系故也。盖脏腑之精气，皆上注于目，血气与目并上为系，上属于脑，后出于项，中缝身之

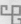

人 参

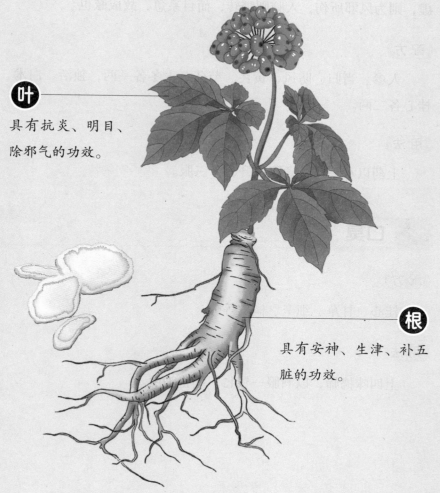

叶

具有抗炎、明目、除邪气的功效。

根

具有安神、生津、补五脏的功效。

产　　地：多为栽培，生长于理化性状好、有机物质含量高的土壤中，分布于吉林、辽宁、黑龙江，以及山东、山西、湖北等地。

性　　味：性微寒，味甘、微苦。

功效主治：大补元气，补脾益肺，安神益智。用于治疗肢冷脉微，脾肺气虚，少食泄泻，口渴乏力，惊悸失眠等症。

使用禁忌：实证、热证引起的喘嗽痰盛、胸膈痛闷、噎膈便秘者和体质健壮、阴虚阳亢者及儿童、孕妇等忌服。

虚，则为风邪所伤，入脑则脑转，而目系急，故成眩也。

配方

人参、当归、防风、黄芪、芍药、麦冬各一两，独活、白术、桂心各二两。

用法

上药以水一斗，煮取三升，分三服。

口臭

配方

桂心、甘草、细辛、橘皮等分。

用法

上四味捣筛，以酒服一钱匕，瘥止为度。

第二章
华佗外科药方

本章主要针对外科病证，包括多种常见的痈、疽、疔、疖、瘤、疮等疾病，并对相应疾病的病证、病因等进行了细致讲解。

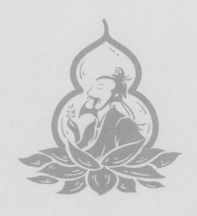

阳证痈疽

病征

凡阳证痈疽，发生时必突起分余，其色红肿发光，疼痛呼号，若在五日之内，犹可内散。

配方

金银花四两，蒲公英、生甘草、当归各二两，天花粉五钱。

用法

水煎服，一剂即消，二剂痊愈。

病征

若未服败毒之散，已在五日以外，致成脓奔溃，必用金刀，去其口边之腐肉，使内毒之气不藏。刀长凡三寸，宽约三分，两面之锋俱利，勘定患部，横直刀画，成十字形，以末药敷于膏药之上，贴上即能止痛。三日之内，败脓尽出，即消灭于无形矣。大约膏药一枚，需用末药二钱。

其末药方如下：

配方

人参一两，龙脑一钱，乳香一钱（去油），透明血竭五钱，三七末一两，儿茶一两（水飞过去砂用），倍子一两，藤黄三钱，贝母二钱，轻粉一钱。

用法

各研成极细末，以无声为度。

内用煎方如下：

配方

当归一两，黄芪五钱，人参一钱，荆芥一钱，金银花二两，生甘草三钱。

用法

用水煎服，二剂已足。

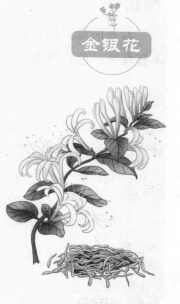

别　　名：	忍冬花、银花、金花、金藤花。
用药部分：	忍冬科植物忍冬、红腺忍冬、毛萼忍冬等的干燥花蕾或初开的花。
性味归经：	性寒，味甘；归肺、心、胃经。
功能主治：	清热解毒，疏散风热。用于治疗咽喉肿痛，肠痈，风热感冒，温病初起，热毒血痢等症。
使用禁忌：	脾胃虚寒及气虚疮疡脓清者忌服。

金银花

脑后痈（一名落头疽）

病征

脑后痈生于玉枕部，亦有阳证阴证之别。其为患虽较脑痈为轻，然医不得法，即腐烂落头而死，故有落头疽之名。凡属阳证，其形高突红肿，可用：

配方

金银花二两，蒲公英一两，生甘草三钱。

用法

用水三碗煎八分，服下。未破者，一剂即消；已破者，必须三服，始脓尽肉生。

病征

若系阴证，则其旁必有无数小疮，先痒后痛，遂至溃烂，肿而不甚高突，色必黑暗，身体沉重困倦欲卧，呻吟无力。可用：

配方

人参一两，生黄芪一两，当归一两，金银花二两，白芥子三钱，肉桂一钱，炒白术一两。

用法

用水煎服，一剂血止，二剂肉生，三剂口小，四剂皮合，又二剂痊愈。

腰痈

病征

腰痈发于软肋下，近腰之部，宜合阴阳两性治之。方用：

配方

白术一两，杜仲一两，当归一两，金银花三两，防己一钱，豨莶草三钱。

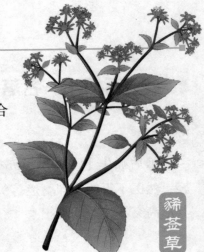

豨莶草

蒲公英

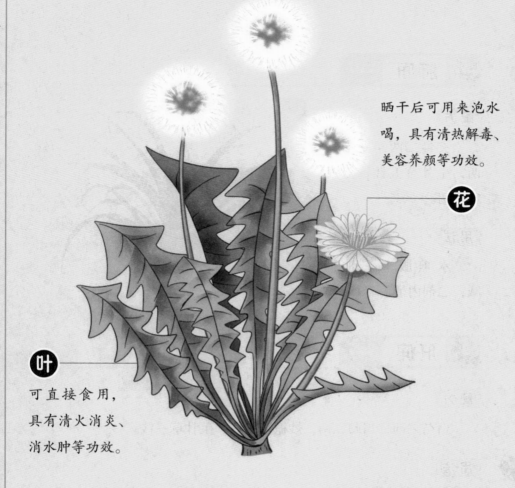

晒干后可用来泡水喝，具有清热解毒、美容养颜等功效。

花

叶

可直接食用，具有清火消炎、消水肿等功效。

产　　地：多生长于田野、路旁、山坡、草地、河岸及沙地，全国大部分地区均有分布。

性　　味：性寒，味苦、甘。

功效主治：清热解毒，清肝明目，利水通淋。用于治疗急性结膜炎，肝炎，急性支气管炎，尿路感染，小便不利，大便秘结等症。

使用禁忌：阳虚外寒、脾胃虚弱者忌服。

用法

水煎服。

肺痈 ...

配方

玄参二两，麦冬三两，生甘草五钱，金银花十两。

用法

水煎服。一剂痛减，二剂内消。

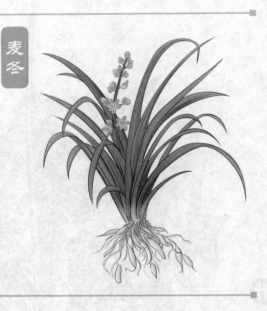

麦冬

肝痈 ...

配方

白芍三两，当归二两，炒栀子三钱，生甘草三钱。

用法

水煎服，约二剂而愈。

牛头痈 ...

病征

生于膝上，红肿而痛，一名膝痈。

配方

生黄芪四钱，当归一两，金银花一两，茯苓三钱，薏苡仁五钱，牛膝三钱，地榆一钱，白术三钱，天南星一钱，生地黄五钱。

用法

水数碗，煎一碗，空腹服之。

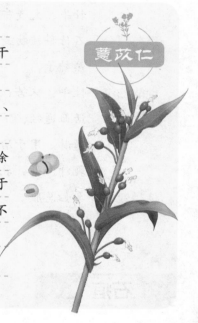

别　　名：薏米。

用药部分：禾本科薏苡属植物薏苡的干燥成熟种仁。

性味归经：性凉，味甘、淡；归脾、胃、肺经。

功能主治：利水渗湿，健脾止泻，除痹，排脓，解毒散结。用于治疗水肿，脚气，小便不利，脾虚泄泻等。

使用禁忌：孕妇慎用。

井疽

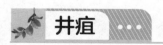

位置

井疽发于胸部，此症必须早治，若下入于腹必死。

配方

人参、熟地、山药、芡实各一两，茯苓、麦冬、甘菊、芍药各五钱，天花粉三两，忍冬藤二两，远志、王不留行各三钱。

用法

水数碗，煎一碗，一气饮之，二剂必愈。倘已溃烂，必须多服。

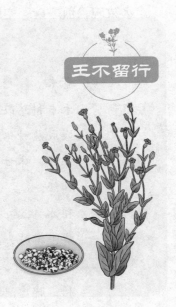

别　　名：王不留、奶米、麦蓝子、王牡牛、大麦牛。

用药部分：石竹科植物麦蓝菜的干燥成熟种子。

性味归经：性平，味苦；归肝、胃经。

功能主治：活血通经，下乳消痈，利水通淋。用于治疗血瘀经闭，乳汁不通，乳痈初起等症。

使用禁忌：孕妇忌服。

石疽

病征

此症肿不变色，漫肿疼痛，坚硬如石。

配方

生商陆根。

用法

捣生商陆根，加盐少许敷之，极效。

瘰疬

病征

瘰疬得病之原因有九：一因怒，二因郁，三因食鼠食之物，四因食蝼蛄、蜥蜴、蝎子等所伤之物，五因食蜂蜜之物，六因食蜈蚣所游之物，七因大喜饱餐果品，八因纵欲伤肾，饱餐血物，九因惊恐失忧，气不顺。其治法有三：

一为治肝胆郁结之瘰疬：

配方

白芍五钱，当归二钱，柴胡一钱，甘草八分（炙），全蝎三个，白芥子、白术、茯苓、郁金、香附、天葵草各三钱。

用法

水煎服，连服十剂，自愈。

二为治脾胃多痰之瘰疬：

配方

人参二两，白术十两，茯苓六两，甘草一两（炙），紫苏八钱，半夏二两，僵蚕二两，陈皮六钱，白芷七钱，木通一两，金银花十两，天花粉三两。

用法

各为末，蜜为丸，饭后服三丸，一料痊愈。然必须戒色欲三月。

三为治心肾不交之瘰疬：

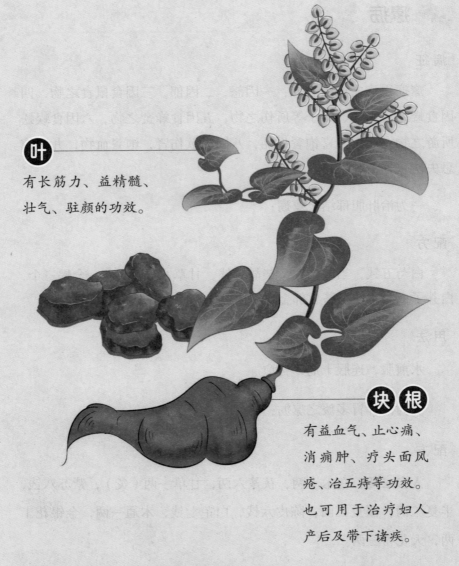

叶

有长筋力、益精髓、壮气、驻颜的功效。

块根

有益血气、止心痛、消痈肿、疗头面风疮、治五痔等功效。也可用于治疗妇人产后及带下诸疾。

产　　地：主要分布在陕西南部、甘肃南部、华东等地区。

性　　味：性微温，味苦、甘、涩。

功效主治：解毒，截疟，消痈，润肠通便。用于治疗头晕眼花，须发早白，腰膝酸软等症。

使用禁忌：大便溏泄及有湿痰者慎服。忌铁器。

配方

大龟二个（一雄一雌），远志二两，麦冬三两，山茱萸四两，肉桂一两，白术五两，苍术二两，熟地十两，玄参十两，茯神四两，何首乌十两，桑葚四两，紫花地丁四两，夏枯草五两。

用法

先将大龟蒸熟，焙干为末，次将各药研末和匀，以蜜为丸，日服三次，每服三钱，一料可痊愈。

瘰疬溃烂

病征

凡瘰疬之症，未破之先，易于医治。既破之后，难于收功。可先用：

配方

荆芥根下一段。

用法

剪碎，水煎成汤，温洗久之。视破烂处有紫黑者，以针刺之，去血再洗三四次，然后用：

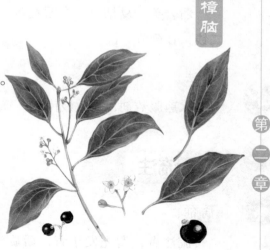

樟脑

配方

樟脑、明矾各三钱。

用法

以麻油调敷，次日再洗再敷，以愈为度。专忌酒色。

九子疡

位置

生于颈上，连续得九数。

配方

鸡卵一个，麝香一分，冰片五分。

用法

先将鸡卵蒸熟，剖之为二，去黄存白。掺二药于疡上，自初生第一疡起，覆以鸡卵；外用干艾烧之，以痛为度，痛极暂止。痛止更烧，且随时更换鸡卵，日夜约烧五六度，次日更换冰麝，烧灼如前，俟愈为止。

内用下方治之：

配方

蒲公英、夏枯草、金银花各二钱，甘草节一钱。

用法

水煎服数剂，功效极伟。

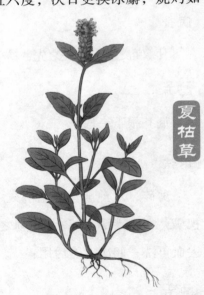

夏枯草

流注

病征

流注者，谓先发于背，后旋流窜，散走于腰背四肢，或来或去，或痛或不痛，无一定之部位也。治法宜用去风去火之剂，兼散其毒。

配方

升麻、黄芩、苍耳、马兰根、牛膝、牵牛各一钱，栝楼、甘草（炙）、秦艽各二钱，金银花一两，连翘三钱。

用法

水三碗，煎服数剂，自愈。

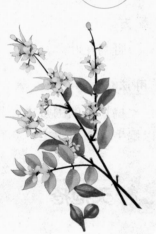

连翘

别　　名：旱连子、大翘子、空壳。

用药部分：木犀科植物连翘的干燥果实。

性味归经：性微寒、味苦，归肺、心、小肠经。

功能主治：清热解毒，消肿散结。主治肺结核，血小板减少性紫癜，过敏性紫癜，呃逆，便秘，急性肾炎等。

使用禁忌：血脾胃虚弱者，气虚发热者，痈疽已溃、脓稀色淡者忌服。

痰核 ••••

病征

大者谓之恶核，小者谓之痰结，毒根最深，极不易治，未溃之前，忌贴凉膏，忌服凉药。

配方

天南星。

用法

磨，酸醋调敷数次自消。

痄腮 ••••

病征

腮间突然肿起，系属风热之症。

配方

野菊花叶。

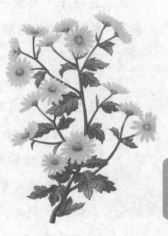

野菊花

用法

捣烂，四围敷之，其肿自消。或以蜗牛同面研敷之，亦有效。

天疱疮 ••••

病征

天疱疮生于头面及遍身手足之间，以夏日居多。治法宜补气而佐之以解暑，则火毒自消，疮亦易愈。

◎ 内用：

配方

香薷、天花粉、生黄芪、炙甘草、黄芩各一钱，白术、茯苓、麦冬各二钱，桔梗一钱五分，人参、厚朴各五分，陈皮三分。

用法

水煎服，数剂自愈。

◎ **外用：**

配方一

淀粉五钱（煅），轻粉五分，雄黄三钱。

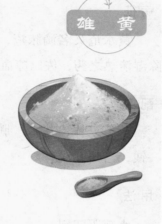

别 名：	石黄、鸡冠石、黄金石。
用药部分：	硫化物类矿物雄黄族雄黄。
性味归经：	辛，温；有毒。归肝、大肠经。
功能主治：	解毒杀虫，燥湿祛痰。用于治疗痈肿疔疮，蛇虫咬伤，虫积腹痛，惊痫，疟疾等症。
使用禁忌：	内服宜慎，不可久用，孕妇禁用。

雄 黄

用法

三者共研成细末，用丝瓜叶捣汁半杯，调搽疮上，其效如神。

◎ **若在小儿：**

配方二

香炉盖上烟脂三钱，黄连、青黛各二钱，冰片二分。

用法

各为细末，用鸡子清或猪胆汁调敷极效。

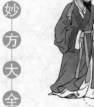

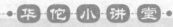

·华·佗·小·讲·堂·

天疱疮是一种自身免疫性皮肤病，病因尚不完全明确。典型表现为皮肤或黏膜（如口腔或生殖器）出现疼痛性水疱和溃疡。

黄水疮 ...

病征

黄水疮又名滴脓疮，言脓水所到之处，即成疮也。治法宜内服除湿清热之药，佐以凉血之剂。方用：

配方

茯苓三钱，苍术、荆芥、蒲公英各二钱，防风、黄芩、半夏各一钱，当归五钱。

用法

水煎服四剂。

◎ 外用：

配方

雄黄、防风各五钱，荆芥、苦参各三钱。

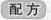

用法

水煎汤，取二碗，洗疮即愈。

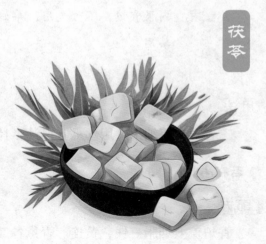

茯苓

内外臁疮 ···

病征

　　臁疮有内外之异，因脏腑内蕴有湿毒，乃外发为疮，亦有因打扑抓磕，或遇毒虫恶犬咬破损伤，因而成疮者。治法首宜节欲慎房。

◎ 内用：

配方

　　白术三钱，人参、茯苓、当归、生黄芪各二钱，生甘草、柴胡、半夏各一钱，金银花五钱，陈皮、升麻各五分。

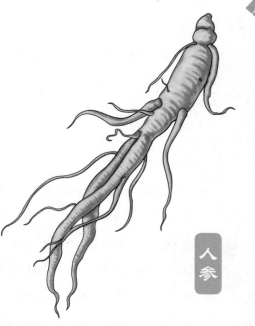

人参

用法

　　水煎服，连用四剂。

◎ 外用：

配方

　　龙骨二钱，乳香、没药各一钱，血竭、轻粉各五分，阿魏二分。

用法

　　研成细末，再以水飞净黄丹一两，生芝麻一合（捣末），香油三两，共入锅熬数沸，加入各药粉末；临起锅时，再加冰片、麝香各一分，搅匀。用甘草煮油纸两面，将药膏摊于其上，临用时先以

葱二条，将疮口洗净，再将内用药滓用水煎之，洗疮口一次，乃贴
药膏于其上，数日可愈。

卷毛疮

病征

生于头上，状如葡萄。

配方

黄檗一两，乳香二钱五分（共为末），槐花（煎浓汁）。

用法

上药调成饼，贴疮口。

别　　名：槐蕊。

用药部分：豆科槐属植物槐的干燥花及
花蕾。

性味归经：性微寒，味苦；归肝、大肠经。

功能主治：凉血止血，清肝泻火。用于
治疗血热迫血妄行的各种
出血证，肝火上炎所致的
目赤、头胀头痛及眩晕等。

使用禁忌：脾胃虚寒及阴虚发热而无实
火者慎服。

槐　花

◎ 并用：

配方

吴茱萸。

用法

研末，醋调，敷两足心，即愈。

软疖 ⋯⋯

配方

代赭石、虢丹、牛皮胶等分。

用法

上药为末，陈酒一碗冲之，俟澄清后服下。更以渣外敷，干则易之。

骨羡疮 ⋯⋯

病征

生于神堂二穴，或膈关、膈俞之穴上，此疮不痛而痒，痒极必搔抓，愈搔抓而愈痒，终至皮破肉损，骨乃尽见。

配方

人参五钱，当归、黄芪各一两，金银花二两，茯苓、贝母各三钱。

用法

水煎服，数剂后，即痒止而愈。

痔疮出血 ⋯⋯

◎ 内用：

配方

当归尾一钱五分，生地、黄连、炒地榆、生侧柏各二钱，枳壳、炒黄芩、炒荆芥、赤芍各一钱，炒槐角三钱，升麻五分，天花粉八分，甘草五分。

用法

水煎服，三四剂后，即痛止肿消。

◎ 外用：

配方

地骨皮、槐花、韭菜根、朴硝各二两，白矾、苏叶各五钱，葱头七个。

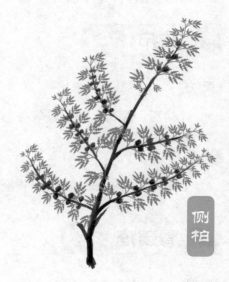

侧柏

用法

用水十五大碗，煎百沸，倾净桶内，令患者坐之，四周密闭，勿令泄气，先熏后洗，俟痔出黄水为度。

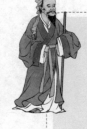

华佗小讲堂

痔，俗称痔疮，是肛门直肠底部及肛门黏膜的静脉丛发生曲张而形成的一种慢性疾病。痔的病因尚未完全明确，任何年龄都可发病，但随着年龄增长，发病率逐渐增高。

久远痔漏

配方

墙上生之绿苔（刮下之，需五钱，火焙干为细末），羊蹄壳五副，炒白术、白芷各一两，茯苓二两，槐花五钱。

用法

共为细末，米饭为丸，每日临卧，先服一钱，后压之，美膳一月即愈。

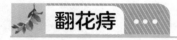

翻花痔 •••

病征

肛门周围翻出如碗，肉色紫黑，疼痛异常，时流血水。

◎ 内用：

配方

缸砂一两（水浸半月，微煅），条芩二两（每斤用皂角、柏子仁、侧柏各四两，水煎煮半日，汁干为度），黄连、槐角各二两，栀子、黄花地丁各一两，青黛五钱。

用法

共为末，用柿饼肉为丸，大如梧子，每服四五十丸，空心清汤送下。

◎ 外用：

用法

药水熏洗（见痔疮出血药方）。后再用药线扎之。

药线制法如下：

配方

鲜芫花根、雷丸、蟾酥各一钱，草乌三钱。

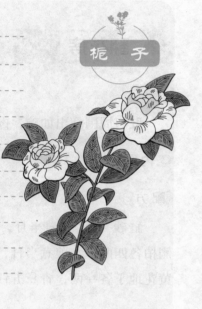

用法

水二碗，煎一碗，去渣取汁，以生丝一钱，入药汁内，以文火熬汁将干，取出晒干，再浸再晒，以汁尽为度，收藏候用，至六七月，取露天蛛丝合成药线。

别　　名：	木丹、鲜支、越桃、枝子。
用药部分：	茜草科植物栀子的干燥成熟果实。
性味归经：	性寒，味苦；归心、肺、三焦经。
功能主治：	泻火除烦，清热利湿，凉血解毒。主治热病心烦，湿热黄疸，血淋涩痛，血热吐衄，目赤肿痛，火毒疮疡。
使用禁忌：	本品苦寒伤胃，阴血亏虚，脾虚便溏者不宜用。

栀　子

一切风毒

病征

凡肩背、腰俞、臂、腿、环跳、贴骨等处，感受风寒湿气，致漫肿无头，皮色不变，酸痛麻木者，是名风毒。可急用此方。

配方

沉香、丁香、木香各五分，乳香六分，麝香一分。

用法

共研匀，将大核桃壳半个，内容药末至将满，敷痛处，外灸以

丁 香

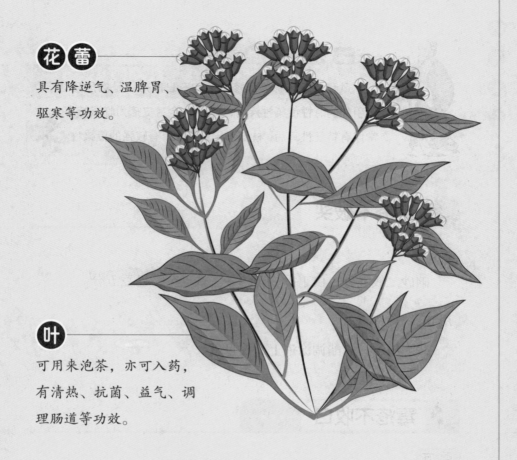

花蕾

具有降逆气、温脾胃、
驱寒等功效。

叶

可用来泡茶，亦可入药，
有清热、抗菌、益气、调
理肠道等功效。

产　　地：多为野生，也有栽培，生长于山坡丛林、山谷路旁，分
　　　　　布于广东、海南等地。

性　　味：性温，味辛。

功效主治：温中降逆，补肾助阳。用于治疗胃寒呕吐，呃逆，肾阳
　　　　　不足之阳痿，阴冷，腰酸等症。

使用禁忌：不可与郁金同服。

艾团一二壮，不觉热，十余壮，稍觉痛，即愈。

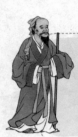

华佗小讲堂

风毒，临床称为风疹，又称三日麻疹。是由风疹病毒引起的急性传染性疾病，以低热、全身皮疹为临床特点，常伴有特征性耳后、枕部淋巴结肿大。有较强的传染性。

诸疮不破头

配方

硇砂二钱五分，白丁香、轻粉各一钱五分，巴豆五分。

用法

共为细末，以醋调涂疮上，头自破。

毒疮不收口

配方

轻粉、铅粉各一两，珍珠一钱，飞辰砂四分，冰片二分。

用法

共为末，擦疮上，不日即收口。

第三章
华佗妇科药方

本章主要针对妇科病证，包括月经不通、月经不调、痛经、带下、不孕等常见疾病，针对相似疾病的不同病证列出了不同的药方，详细而丰富。

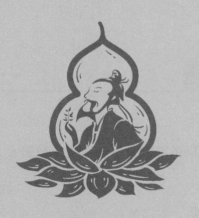

月经不通

配方

桃仁、朴硝、牡丹、射干、土瓜根、黄芩各三两，芍药、大黄、柴胡各四两，牛膝、桂心各二两，水蛭、虻虫各七十枚。

用法

上十三味，以水九升，煮取二升，去滓分三服。

室女经闭

配方

黄芩、牡丹、桃仁、瞿麦、川芎各二两，芍药、枳实、射干、海藻、大黄各三两，虻虫七十枚，蛴螬十枚，水蛭五十枚。

用法

以上水一斗煮取三升，分三服。服两剂后，灸乳下一寸黑圆际各五十壮。

月经不调

配方

用白毛乌骨牝鸡一只，糯米喂七日，勿令食虫蚁野食，以绳缢死，去毛与肠，以：

生地黄、熟地黄、天门冬、麦门冬各二两。

纳鸡腹，以陈酒入陶器煮使烂，取出去药，桑柴火焙至焦枯捣

柴 胡

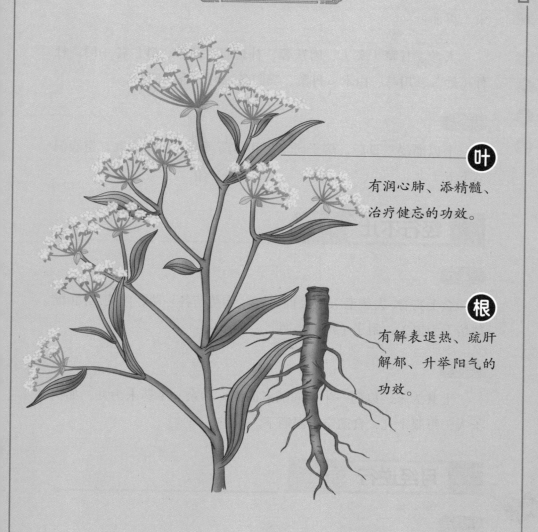

叶

有润心肺、添精髓、治疗健忘的功效。

根

有解表退热、疏肝解郁、升举阳气的功效。

产　　地：多生长于干燥的荒山坡、田野、路旁，分布于山东、浙江、湖北、四川、山西、西藏、吉林、辽宁、河南等地。

性　　味：性微寒，味辛、苦。

功效主治：和解表里，疏肝解郁，升举阳气。用于治疗感冒，寒热阵发等症。

使用禁忌：肝风内动、气机上逆、肝阳上亢者忌服。

末。再加：

人参、甘草（炙）、肉苁蓉、补骨脂、茴香、砂仁各一两，杜仲（炒）、川芎、白术、丹参、当归各二两，香附四两。

用法

上以醋浸三日后，焙干研末，和前药酒调，面糊为丸，空腹温酒下五十丸。

经行不止

配方

金毛狗脊（去黄毛）、威灵仙、良姜、赤芍药各一两，熟艾二两（醋熬焙干为末），附子（炮）半两。

用法

上共为末，以药一半，同醋煮面糊，和余一半药末为丸，如桐子大，每服十丸，食前空腹温酒下。

月经逆行

配方

犀角（水牛角代）、白芍、丹皮、枳实、生地各一钱，黄芩、橘皮、百草霜、桔梗各八分，甘草三分。

用法

水二升，煎取八合，空腹服下，数剂自愈。又或以茅草根捣汁，浓磨沉香服五钱，并用酽醋贮瓶内，火上炙，热气冲两鼻孔，血自能下降。

痛经 ....

病征

妇人行经时，腹痛如绞，谓之痛经。其症有郁热与虚寒之异，郁热者宜用：

配方

黄连（酒煮）八两，香附（炒）六两，五灵脂（半炒半生）三两，当归尾二两。

用法

上药捣筛，粥为丸，空腹汤下三四钱，服久自愈。

若系虚寒，则用：

配方

人参、黄芪、当归、白术各一两，肉桂一钱，附子（炮）一枚。

用法

水煎，服至二三十剂当愈。

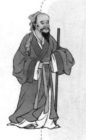

华佗小讲堂

痛经是指女性在月经期出现下腹部疼痛、坠胀，伴有腰酸或其他不适，是最常见的妇科症状之一。痛经分为原发性痛经和继发性痛经两类。原发性痛经指生殖器官无器质性病变的痛经；继发性痛经指由盆腔器质性疾病，如子宫内膜异位症、子宫腺肌病等引起的痛经。

经前腹痛

配方

当归尾、川芎、芍药、丹皮、香附（制）、延胡索各一钱，生地黄、红花各五分，桃仁二十五粒。

用法

水煎服，瘦弱加黄芩、黄连各一钱，肥胖加枳壳、苍术各一钱。

经后腹痛

配方

人参、香附、白术（醋炒）、茯苓、当归、川芎、白芍、生地黄各一钱，甘草（炙）、木香各五分，青皮七分。

用法

姜枣为引，水煎服。

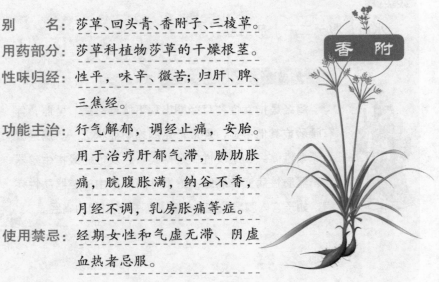

别　　名：	莎草、回头青、香附子、三棱草。
用药部分：	莎草科植物莎草的干燥根茎。
性味归经：	性平，味辛、微苦；归肝、脾、三焦经。
功能主治：	行气解郁，调经止痛，安胎。用于治疗肝郁气滞，胁肋胀痛，脘腹胀满，纳谷不香，月经不调，乳房胀痛等症。
使用禁忌：	经期女性和气虚无滞、阴虚血热者忌服。

香　附

经来声哑 ····

配方

生地黄、天门冬、肉苁蓉、当归各五钱，细辛五分。

用法

水煎服，颇效。

带下 ····

配方

枸杞一升，生地黄五升。

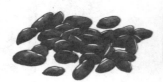

枸杞

用法

以酒一斗，煮取五升，分三服。

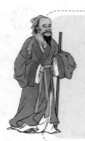

华佗小讲堂

带下病是指妇女阴道分泌物明显增多，色、质、气味的异常。带下病的发生多与外邪侵袭、禀赋不足、饮食不节、劳倦过度、情志失调等因素相关。

带下有脓 ····

配方

白芍、白矾各五钱，白芷一两，单叶红蜀葵二两。

白芍

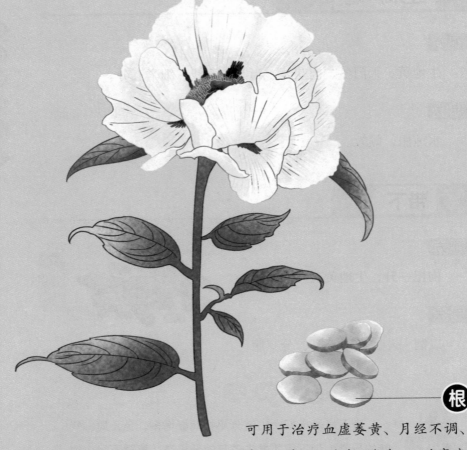

根

可用于治疗血虚萎黄、月经不调、自汗、盗汗、胁痛、腹痛、四肢挛痛、头痛眩晕等症。

产　　地：生于山坡草地和林下。分布于安徽亳州、浙江杭州和山东菏泽。

性　　味：性微寒，味苦、酸。

功效主治：柔肝止痛，平抑肝阳。用于治疗四肢拘挛疼痛，眩晕，头痛等症。

使用禁忌：阳衰虚寒者忌服。不宜与黎芦同用。

用法

上为末，蜡和丸梧子大，空腹及食前各服十丸，脓尽自愈。

妇人黄瘕

病征

本症之原因，为妇人月水始下，若新伤坠，血气未止，卧寝未定，脏腑虚弱，因向大风便利，是生黄瘕。其候四肢寒热，身重淋露，卧不欲食，左胁下有气结牢，腰背相引痛，月水不利，善令人不产。

配方

皂荚（炙，去皮、子）、蜀椒各一两，细辛六分。

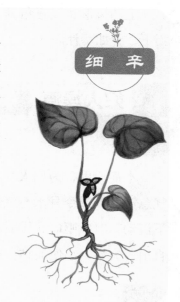

别　　名：少辛、小辛、细草。

用药部分：马兜铃科植物北细辛的干燥根和根茎。

性味归经：性温，味辛；归肺、肾、心经。

功能主治：散寒解表，止痛通窍，温肺化饮。用于治疗风寒感冒，头痛鼻塞，风湿痹痛，痰饮咳嗽等症。

使用禁忌：气虚多汗、血虚头痛、阴虚咳嗽者忌服。

细辛

用法

上药捣散，以三角囊大如指，长二寸贮之，取内阴中，闷则出之，已则复内之，恶血毕出，乃洗以温汤，三日勿近男子。

妇人青瘕

病征

本症之原因，为妇人新生未满十日起，行以汤浣洗太早，阴阳虚，玉门四边皆解散。又或当风睡卧，及居湿地及湿席，不自谨慎，能令恶血不除，结热不得散，则生青瘕。其候左右胁下有气，喜唾，不可多食，四肢不欲动摇，恍惚善梦，手足肿，面目黄，大小便难，令人少子。

配方

戎盐一升，皂荚（炙，去皮、子）五钱，细辛一两六钱。

用法

上药捣散，以三角囊大如指，长三寸，贮之，纳阴中，但卧瘕当下，青如葵汁。

妇人燥瘕

病征

本症原因，为妇人月水下恶血未尽，于暑月中疾走或操劳，致气急汗流，遂令月水与气俱不通利。其候在腹中有物大如杯，能上下流动，时欲呕吐，卧时多盗汗，足酸不耐久立，小便失时，忽然自出若失精，小便涩难，有此病亦令人少子。

配方

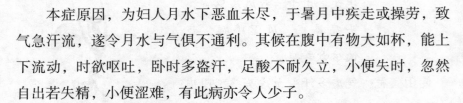

大黄（如鸡子大）一枚，干姜二两，鸡内金（炙）一枚，黄连二两，桂心一尺，蟅虫三枚，厚朴（炙）十铢，郁李仁（去皮尖熬）一两。

厚朴

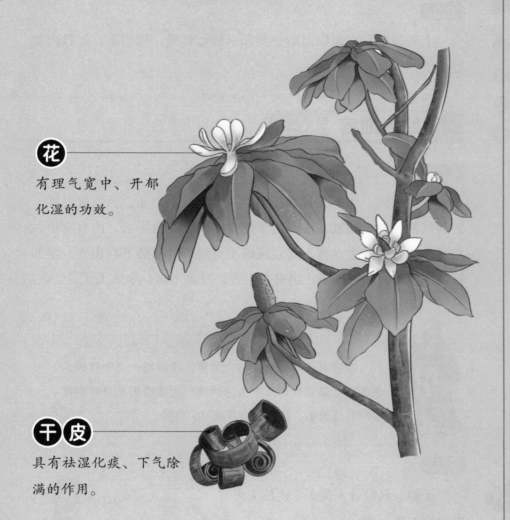

花
有理气宽中、开郁
化湿的功效。

干皮
具有祛湿化痰、下气除
满的作用。

产　　地：多为栽培，生长于山地林间，分布于四川、贵州、湖北、
　　　　　湖南、陕西、甘肃、河南、江西、浙江、广西等地。

性　　味：性温，味苦、辛。

功效主治：燥湿消痰，下气除满。用于治疗急、慢性胃肠炎，细菌
　　　　　性痢疾，消化不良，支气管炎，支气管哮喘等症。

使用禁忌：气虚津亏者、孕妇忌服。

用法

上药捣散，空腹以温酒一盏和三钱匕顿服，瘕当下，三日内勿近男子。

妇人血瘕

病征

本症原因，为妇人月水新下，未满日数而中止。因饮食过度，五谷气甚，溢入他脏，血下走于肠胃之间，流落不去，内有寒热，与月水会合，是生血瘕。其候腰痛不可俯仰，横胁下有积气，牢如石，少腹背膂腰股皆痛，阴里若生子，月水不时，令人无子。

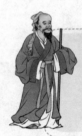

华佗小讲堂

血瘕是一种妇女疾病，通常是指肿瘤一类的疾病，是因瘀血聚积所形成的有形肿块。主要原因是月经期量多和血结聚集，在经络和通道形成阻塞。

配方

干姜、乌贼骨（炙）、桃仁（去皮尖熬）各一两。

用法

上药捣散，酒下二方寸匕，日二服。

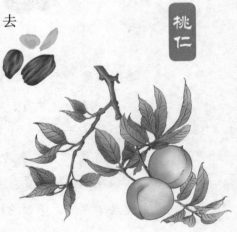

桃仁

◎ 并用：

配方

　　大黄、当归各半分，山茱萸、皂荚（去皮子炙）各一两，细辛、戎盐各二十六铢。

用法

　　上药捣散，以香脂为丸如指大，以绵裹内阴中，正坐良久，瘕当下，养如乳妇之法。

乳疬 •••

配方

　　水仙之已萎者。

用法

　　悬檐下风干，捣烂敷之，极效。

乳肿 •••

配方

　　桂心、甘草各二分，乌头（炮）一分。

用法

　　共为末，和苦酒涂纸覆之，脓既化为水，极神效。

阴蚀

配方

蛇床子、当归、芍药、甘草各一两，地榆三两。

用法

水五升，煮二升，洗之，日三夜二。

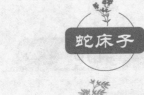

蛇床子

别　　名：蛇米、蛇珠、蛇粟等。

用药部分：伞形科蛇床属植物蛇床的干燥成熟果实。

性味归经：性平，味苦，无毒；归脾、肾经。

功能主治：燥湿祛风，杀虫止痒，温肾壮阳。用于治疗阴部湿痒，湿疹，疥癣，寒湿带下，湿痹腰痛等。

使用禁忌：下焦湿热或相火易动，精关不固者禁服。

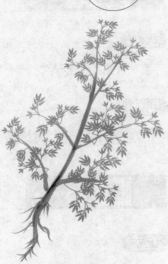

第四章 华佗产科药方

本章主要针对产科病证，涉及妊娠、产前、产后等阶段的多种常见疾病，如妊娠呕吐、妊娠吞酸、胎动、胎动欲堕、产后发热、产后中风等，并对相应疾病开出了针对性的药方。

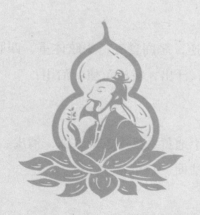

安胎

配方

厚朴（姜汁炒）、蕲艾（醋炒）各七分，当归（酒炒）、川芎各一钱五分，黄芪、荆芥穗各八分，菟丝子（酒泡）一钱，白芍（酒炒）二钱，羌活、甘草各五分，枳壳（面炒）六分。

用法

上药以水二碗，煎取一碗，临服时再用贝母去心为末一钱，以药冲服。此方功效极伟，凡妊娠七月者，服一剂；八月者服二剂；九月十月皆服三剂；临产服一剂。且凡胎动不安，势欲小产，及临产艰危，横生逆产，儿死腹中，皆可服之，极有奇效。惟预服者空腹温服；保产及临产者，皆临时热服。一剂不足，继以二剂。如其人虚弱，可加人参三五分，更佳。迨已产后，切忌入口，慎之。

妊娠恶阻

病征

患者心中愦闷空烦，吐逆，恶闻食气，头眩体重，四肢百节，疼烦沉重，多卧少起，恶寒、汗出，疲极黄瘦。治用：

配方

半夏、生姜各三十铢，干地黄、茯苓各十八铢，橘皮、旋覆花、细辛、人参、芍药、川芎、桔梗、甘草各十二铢。

用法

上以水一斗，煮取三升，分三服。

旋覆花

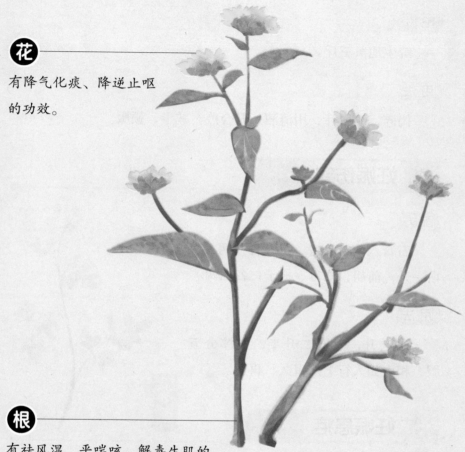

花

有降气化痰、降逆止呕
的功效。

根

有祛风湿、平喘咳、解毒生肌的
功效。

产　　地：多生长于山坡、路旁、田边或河边湿地，主要分布于东北、
　　　　　华北、西北及华东等地。

性　　味：性微温，味苦、辛、咸。

功效主治：消痰，降气，止呕，行水。用于治疗胸闷气急，风寒咳
　　　　　嗽等症。

使用禁忌：阴虚痨嗽者、风热燥咳者忌服。

妊娠腹痛

配方

鲜生地黄三斤。

用法

捣碎，绞取汁，用清酒一升合煎，减半，顿服。

妊娠伤寒

配方

石膏八两，大青、黄芩各三两，葱白一升，前胡、知母、栀子仁各四两。

用法

水七升，煮取二升半，去滓分五服，相去如人行七八里久，再服。

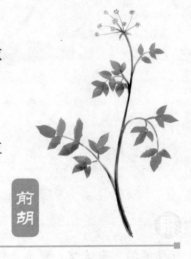

前胡

妊娠患疟

配方

常山二两，黄芩三两，甘草一两，石膏八两，乌梅十四枚。

用法

上以酒水各一升半，合渍药一宿，煮三四沸，去滓。初服六合，次服四合，后服二合，凡三服。

妊娠子烦 ···

病征

妇人妊娠时，常若烦闷，是名子烦。方用：

配方

竹沥一升，麦冬、防风、黄芩各三两，茯苓四两。

用法

上药以水四升，合竹沥煮取二升，分三服。不瘥再作。

妊娠子悬 ···

病征

妇人妊娠五六月后，胎气不和，上凑心腹，胀满疼痛，谓之子悬。治用：

配方

紫苏、橘皮、大腹、川芎、白芍、当归各一钱，潞党参、甘草（炙）各五分，生姜一钱半，葱白七寸。

用法

水煎，空腹服。

 妊娠漏胞 ···

病征

妇人妊娠已达数月，经水犹时时来，是名漏胞。治用：

紫苏

 叶

具有发汗、镇咳、镇痛、
镇静、解毒等功效。

 茎

有祛寒、缓解胸痛等功
效。

 根

具有平气安胎的功效。

产　　地：多生长于山坡路旁、庭院，我国各地广泛栽培，长江流
　　　　　域至南部各地有野生。

性　　味：性温，味辛。

功效主治：发表散寒，行气宽中，理气安胎，解鱼蟹毒。用于治疗
　　　　　咳嗽痰喘，恶心呕吐，风寒感冒，头痛，胸腹胀满等症。

使用禁忌：气虚、阴虚者忌服。脾胃虚寒者不宜长期服用。

配方

赤小豆五升。

用法

种于湿地，令发芽，然后干之为末，温酒下方寸匕，日三服。得效便停。

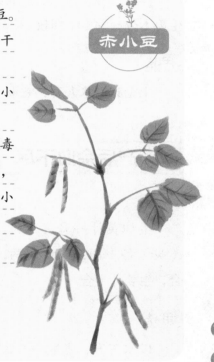

赤小豆

别　　名：	野赤豆、红皮豆、红豆、赤豆。
用药部分：	豆科植物赤小豆、赤豆的干燥成熟种子。
性味归经：	性平，味甘、酸；归心、小肠经。
功能主治：	利水消肿，清利湿热，解毒排脓。用于治疗痈肿疮毒，发热咳嗽，面浮肢肿，小便不利等症。
使用禁忌：	阴虚津伤者慎服。

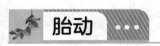 **胎动** ••••

配方

生地黄，鸡子白一枚。

用法

生地黄捣烂取汁，煎沸，入鸡子白一枚，搅服，颇效。或服安胎药（见前）亦佳。

产后恶露不绝

配方

泽兰八分，当归、生地黄各三分，芍药十分，甘草（炙）六分，生姜十分，大枣十四枚。

用法

上七味以水九升，煮取三升，分三服。欲死涂身，得瘥。

产后余血不尽

配方

生地黄汁一升，芍药、甘草（炙）各二两，丹参四两，蜜一合，生姜汁半合。

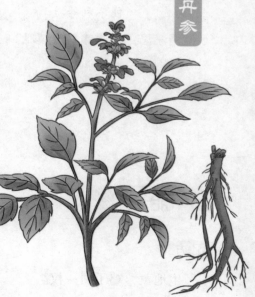

丹参

用法

以水三升，煮取一升，去滓，内地黄汁、蜜、姜汁，微火煎一二沸，一服三合，日二夜三。

当归

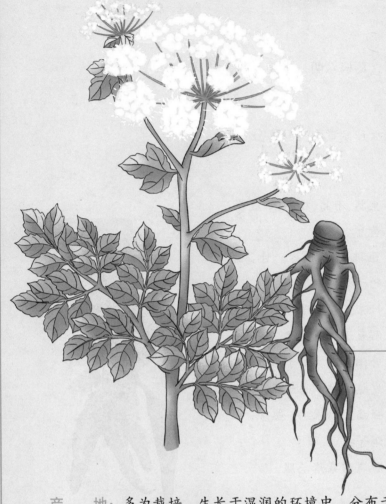

根

具有调经止痛、
补血的功效。

产　　地：多为栽培，生长于湿润的环境中，分布于陕西、云南、
四川、湖北等地。

性　　味：性温，味甘、辛。

功效主治：补血活血，调经止痛，润肠通便。用于治疗月经不调，
崩漏，虚寒腹痛，肠燥便难，赤痢后重，痈疽疮疡等症。

使用禁忌：热盛出血、湿盛中满及大便溏泄、月经过多、阴虚内热
者忌服。

产后中风

配方

独活八两，葛根六两，生姜五两，甘草（炙）二两。

用法

上药以水六升，煮取三升，分三服，微汗佳。

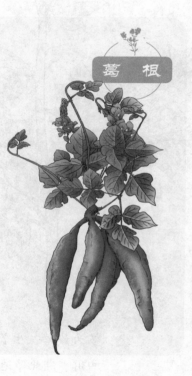

葛　根

别　　名：生葛、干葛、鸡齐根、鹿藿、黄斤。

用药部分：豆科植物野葛、甘葛藤的干燥根。

性味归经：性凉，味甘、辛，归脾、胃经。

功能主治：解表退热，生津，透疹，升阳止泻。用于治疗外感发热头痛，高血压，颈项强痛，糖尿病，热疹，泄泻等症。

使用禁忌：脾胃虚寒者忌服。

产后下痢

配方

赤石脂三两，甘草（炙）、当归、白术、黄连、干姜、秦皮各二两，蜀椒、附子（炮）各一两。

用法

上药捣散，蜜和丸，梧桐子大，酒下二十丸，日三服。

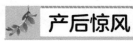

产后惊风

配方

荆芥穗（焙研）、黑豆（炒焦）各二钱。

用法

入醇酒一碗，煎数沸。乘热灌入，立效。

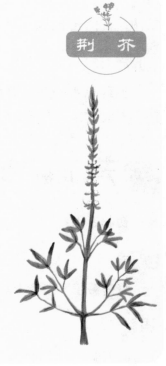

别　　名：	假苏、鼠蓂、姜芥、荆芥穗。
用药部分：	唇形科植物荆芥的地上部分。
性味归经：	性微温，味辛；归肺、肝经。
功能主治：	祛风解表，利咽透疹，止血。用于治疗感冒，流感，急慢性咽喉炎，结膜炎，荨麻疹，过敏性皮炎等症。
使用禁忌：	表虚自汗、阴虚头痛者忌服。

荆芥

产后搐搦

配方

鳔胶一两。

用法

以蛤粉炒焦去粉，捣为散，分三服。煎蝉蜕汤下。

产后风痉

配方

甘草、干地黄、麦门冬、麻黄各十两，栝楼根、川芎、黄芩各二两，杏仁五十枚，葛根半斤。

用法

上药以水一斗五升，酒五升，合煮葛根，取八升，去滓纳诸药，煮取三升，去滓，分再服。一剂不瘥，更作。

产后风瘫

初起者用：

配方

野蔷薇子（须择大红色者）一两。

用法

酒煎服，一次即愈。

如日久两手不能提举，可用：

麻 黄

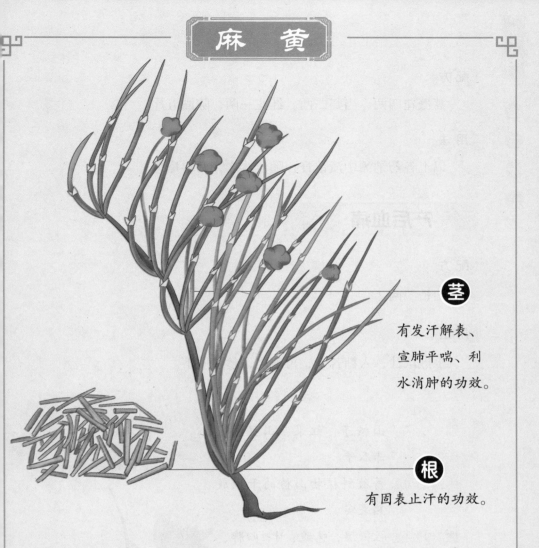

茎

有发汗解表、宣肺平喘、利水消肿的功效。

根

有固表止汗的功效。

产　　地：多生长于山坡、平地、河床、干燥荒地、草原及固定沙丘上，常成片生长，分布于辽宁、吉林、内蒙古、宁夏、山西、河北、河南等地。

性　　味：性温，味辛、微苦。

功效主治：发汗解表，宣肺平喘，利水消肿。可用于治疗风寒感冒，胸闷喘咳，风水浮肿等症。

使用禁忌：体虚自汗、盗汗、虚喘及阴虚阳亢者忌服。

配方

蔷薇花四两，当归二两，红花一两，陈酒五斤。

用法

以上各药纳酒中渍数日，随量饮之，两料痊愈。

产后血痛

配方

山楂二两。

用法

水煎浓汁，入糖若干，再煎之，趁热服下。

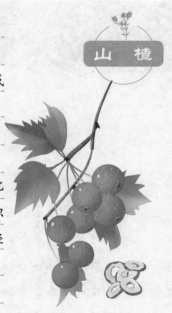

别　　名：山楂子、红果、山里红、赤瓜子。

用药部分：蔷薇科植物山楂的干燥成熟果实。

性味归经：性微温，味酸、甘；归脾、胃、肝经。

功能主治：消食健胃，行气散瘀，化浊降脂。用于治疗饮食积滞，瘀血阻滞之痛经，经闭，产后恶露不下等症。

使用禁忌：脾胃虚弱者、病后体虚者、孕妇、胃酸分泌过多者忌服。

产后血闭

配 方

桃仁（去皮尖）二十枚。

用 法

水一碗煎服，极效。

产后泻血

配 方

干艾叶（炙）半两，老姜半两。

用 法

水煎浓汁，顿服。

产后呃逆

配 方

白豆蔻、丁香各五钱。

用 法

共研末，桃仁煎汤下一钱，少顷再服，服尽自愈。

产后食阻

配 方

白术五两，生姜六两。

白豆蔻

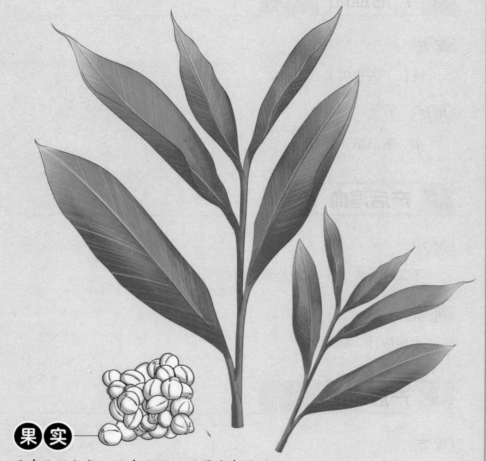

果实

具有化湿行气、温中止呕、开胃消食的功效。

产　　地：多生长于湿润的环境中，分布于广东、广西、海南和云南等地。

性　　味：性温，味辛。

功效主治：化湿行气，温中止呕，开胃消食。用于治疗气滞，食滞，胸闷，吐逆，反胃，胃冷等症。

使用禁忌：气血亏虚、无寒湿者忌服。

用法

上药以水酒各二升，缓火煎取一升，分二次温服之。

产后呕吐 ···

配方

赤芍、半夏（制）、泽兰叶、橘皮（去白）、人参各二钱，甘草（炙）一钱，生姜（焙）五分。

用法

水煎服。

产后带下 ···

配方

羊肉二斤，香豉、大蒜各三两，酥一杯。

用法

水煎服。

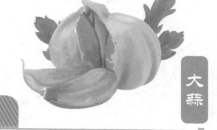

大蒜

产后玉门不闭 ···

配方

石硫黄（研）、蛇床子各四分，菟丝子五分，吴茱萸六分。

用法

上四味捣散，以汤一升，投方寸匕以洗玉门，瘥止。

产后阴下脱

配方一

吴茱萸、蜀椒各一升，戎盐（如鸡子大一撮）。

用法

上三味，皆熬令变色，为末，绵裹如半鸡子大，纳阴中，日一易。二十日瘥。

配方二

皂荚半两，半夏、大黄、细辛各十八铢，蛇床子三铢。

别　　名：	皂角、鸡栖子、乌犀、悬刀。
用药部分：	豆科植物皂荚的干燥成熟果实和不育果实。
性味归经：	性温，味辛、咸，有小毒，归肺、大肠经。
功能主治：	祛痰开窍，散结消肿。主治乳蛾，小儿急、慢性泄泻，淋巴结核，足跟痛，鼻腔异物，马咬伤，中风口噤。
使用禁忌：	孕妇及咳血、吐血者忌服。

皂荚

用法

上五味捣末，用薄绢囊盛，大如指，纳阴中。日二易，即瘥。

产后子肠掉出

配方

枳壳。

用法

煎汤洗之，三、五日后，自然脱落。惟宜慎避风寒。

产后肠出不收

配方

脂麻油二斤。

用法

煎热入盆内，俟温令产妇坐盆中，另以皂荚烧枯去皮，研细末，吹鼻中，作嚏即收。

产后阴肿

配方

羌活、防风各一两。

用法

煎汤熏洗，极效。

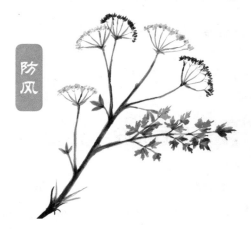

防风

109

产后阴癫 ••••

病征

亦名子宫脱出。

◎ 内用：

配方

人参二钱，黄芪（炙）、白术（炒）各半钱，甘草（炙）、陈皮（去白）各一钱，当归五分，升麻三分，生姜三片，大枣三枚。

用法

水煎服。连服三四剂，自愈。

大枣

◎ 外用：

配方

荆芥穗、藿香叶、臭椿树皮各六七钱。

用法

煎汤，时时洗之。

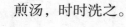

产后阴冷 ••••

配方

五加皮、杜仲各一斤，蛇床子、枸杞子各一升，乳床（即孔公蘖）

藿 香

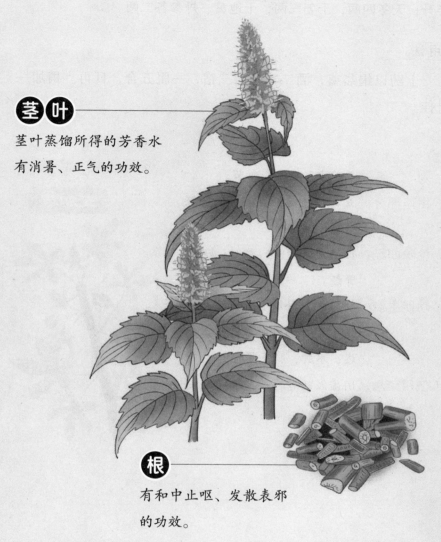

茎叶

茎叶蒸馏所得的芳香水
有消暑、正气的功效。

根

有和中止呕、发散表邪
的功效。

产　　地：多生长于肥沃、疏松且排水好的微酸性沙土壤中，分布
　　　　　于广东、广西、福建等地。

性　　味：性微温，味辛。

功效主治：芳香化湿，和中止呕，祛暑解表。用于治疗胃肠型感冒，
　　　　　流行性感冒，急性胃肠炎，慢性鼻窦炎等症。

使用禁忌：阴虚者忌服。

半升，天冬四两，干姜三两，干地黄、丹参各二两。

用法

　　上药以绢袋盛，酒二斗，渍三宿，一服五合，日再。稍加一升佳。

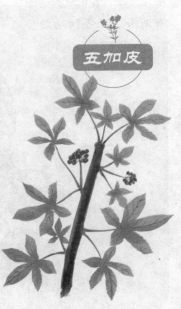

五加皮

別　　名：五花皮、豺漆、豺节。

用药部分：五加科植物细柱五加的干燥根皮。

性味归经：性温，味辛、苦、微甘；归肝、肾经。

功能主治：祛风湿，补肝肾，强筋骨。用于治疗筋骨痿软，小儿行迟，水肿，脚气等症。

使用禁忌：阴虚火旺者忌服。

第五章
华佗儿科药方

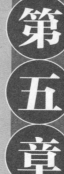

本章主要针对儿科病证，包括新生儿及幼儿的多种常见疾病，如初生不啼、口噤不乳、小儿惊悸、小儿夜啼、小儿伤寒等，药方涵盖面广、针对性强。

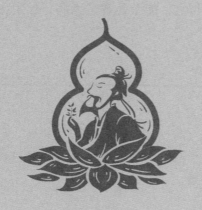

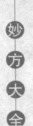

初生小儿口噤不乳

配方

赤足蜈蚣半枚。

用法

去足，炙令焦，研末，和
以猪乳二合，分三四次服之，
瘥止。

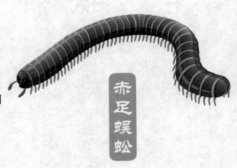

赤足蜈蚣

预解小儿胎毒

配方

甘草一指节长（炙碎）。

用法

以水二合，煎取一合，以绵染点儿口中。与以一蚬壳，当吐出
胸中恶汁，嗣后儿饥渴，更与之，能令儿智慧无病，长生寿考。

浴儿

儿生三日，用：

配方

桃根、李根、梅根各八两。

用法

上三味，以意着水多少，煮令三四沸，以浴儿，能除诸疮。

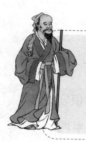

· 华 佗 小 讲 堂 ·

浴儿又称新生儿保健法。洗浴初生儿，可去除污秽、清洁皮肤、预防皮肤病。洗浴时，要避风，时间要适当，不可以长时间在水中洗浴，以免冬天受凉，夏天受热。

小儿客忤

病征

本症之起，为有外人来，气息忤之。其候为频吐下青黄白色，水谷解离，腹痛夭纠，面色变易，虽形似痫症，但眼不上插耳。方用：

配方

龙胆、钩藤皮、柴胡、黄芩、桔梗、芍药、人参、当归、茯神、甘草（炙）各一分，蜣螂（炙）二分，大黄四分。

用法

以水一升，煎取五合。儿生一日至七日，分取一合为三服；生八日至十五日，分取一合半为三服；生十六日至二十余日，或四十日，尽以五合为三服，十岁亦准此。得下即止，勿复服也。

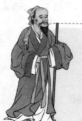

· 华 佗 小 讲 堂 ·

小儿客忤又称中客忤、中客、中人，是因突遇生人、突见异物，致婴儿受到惊吓啼哭，或面色变易。

小儿症癖

配方

牛黄二分，鳖甲（炙）、麦面（熬）、柴胡、大黄、枳实（炙）、川芎各二两，厚朴（炙）、茯苓、桂心、芍药、干姜各半两。

用法

上捣筛，蜜丸如小豆，日三服，以意量之。

小儿心下生痞

配方

芫花、黄芩各四分，大黄、雄黄各十分。

用法

上四味捣筛为末，蜜和，更捣一千杵。三岁儿至一岁以下，服如粟米一丸。欲服丸纳儿喉中，令母与乳。

小儿痰结

配方

芒硝（熬）四分，大黄四两，半夏二两，代赭石一两，甘遂（熬）二两，巴豆（去心皮熬）三百枚，杏仁一百二十枚。

用法

上捣筛，别捣巴豆、杏仁令如膏，捣数千杵，令相和。如嫌强，可纳蜜少许。百日儿服如胡豆十丸；过百日至一岁，服二十丸；余类推。当俟儿大便中药出为度。若不出，复与如初。

小儿羸瘦

配方

芍药（炙令黄）十分，黄芪、鳖鱼（炙）、人参各四分，柴胡八分，茯苓六分，甘草（炙）、干姜各二分。

用法

上捣筛，蜜和为丸，如大豆，服五丸，日二服。

小儿食积

配方

生地黄汁、生姜汁各三合，诃黎勒四分（研蜜），白蜜一匙。

用法

上药相和，调匀，分温服之，微利尤良。

小儿腹痛

配方

鳖甲（炙）、郁李仁各八分，防葵、人参各五分，诃黎勒皮七颗，大黄四分，桑菌三分。

用法

上七味捣筛，蜜丸，大小量之，以酒饮乳，服五丸至十丸。

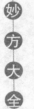
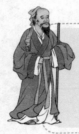

华佗小讲堂

腹痛是小儿时期最常见的症状，多见于幼婴，是因为喂养不当或吞咽空气过多而导致的。所以在喂养时要格外注意，让幼婴多吃一些有助于消化的食物。

 小儿腹胀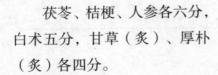

配方

甘草（炙）、鳖甲（炙）、柴胡、茯神、子芩各六分，诃黎勒皮十分，槟榔（带皮研）三颗，芍药、橘皮各三分，生姜、当归各四分，知母五分，大黄八分。

用法

以水一升半，煎取七合，分为数服，得泻病瘥。

 小儿霍乱吐痢

配方

茯苓、桔梗、人参各六分，白术五分，甘草（炙）、厚朴（炙）各四分。

用法

水三升煮取六合，去滓温服。

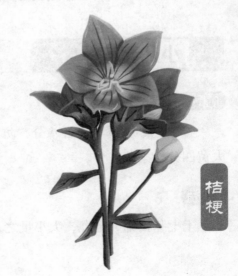

桔梗

小儿霍乱空吐不痢

配方

人参六分，生姜四分，厚朴（炙）二分，橘皮一分，兔骨一两（炙碎）。

用法

上药以水一升二合，煎取四合，服之即利。并用杏仁、盐皂荚末各少许，面和如枣核大，绵裹纳肛内，便通即去。奶母忌热面。

小儿霍乱空痢不吐

配方

乌牛蓰草（思邈按：蓰即菓耳）一团，生姜、人参各三两。

用法

上甜不醋浆水一升半，煎取五合。

小儿断乳

配方

山栀（烧存性）一枚，雄黄、朱砂各二钱，黄丹五分，轻粉、麝香各一分。

用法

上六味捣筛，于乳断日，乘儿熟睡时，以脂麻油调敷眉上，醒后即不思食乳。

小儿伤乳

配方

大麦面（微炒）。

用法

水调一钱，服之极效。

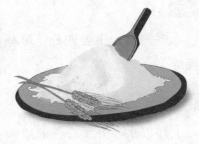

大麦面

小儿温疟

配方

常山一钱，小麦三合，淡竹叶一升。

用法

以水一升半，煮取五合，量儿大小分服。

别　　名：	互草、恒山、七叶、鸡骨常山、翻胃木。
用药部分：	虎耳草科黄常山属植物常山的干燥根。
性味归经：	性寒，味苦、辛；归肺、肝、心经。
功能主治：	涌吐痰涎，截疟。用于治疗痰饮停聚，胸膈痞塞，疟疾等。
使用禁忌：	正气不足、久病体弱及孕妇慎服。

常　山

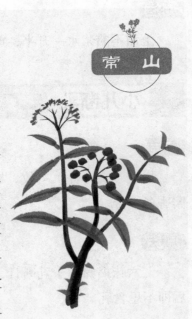

小儿伤寒

配方

麦冬十八铢，石膏、寒水石、甘草各半两，桂心八铢。

用法

上药以水二升半，煮取一升半，分三服。

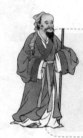

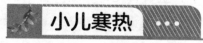

伤寒是婴儿时期常见的症状之一，主要有发热、咳嗽、腹泻、嗜睡等症状，如果孩子出现这些症状，一定要及时就医。

小儿瘅疟

配方

黄丹二钱。

用法

以蜜与水相和服之，冷者酒服。

小儿寒热

配方

雷丸二十枚，大黄四两，黄芩一两，苦参、石膏各三两。

用法

以水二斗，煮取一斗半，浴儿。避眼及阴，浴讫以粉粉之，勿厚衣，一宿复浴。

小儿潮热 •••

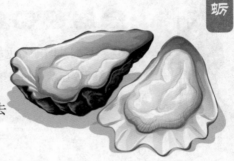

牡蛎

配方

蜀漆、甘草、知母、龙骨、牡蛎各半两。

用法

以水四升，煮取一升，去滓，一岁儿服半合，日再。

小儿寒嗽 •••

配方

紫菀、杏仁、黄芩、当归、甘草、橘皮、青木香、麻黄、桂心各六铢，大黄一两。

用法

以水三升，煮取九合，去滓。六十日至百日儿，一服一合半，百日至二百日儿，一服三合。

第六章

华佗耳鼻喉科药方

本章主要针对耳鼻喉科病证，包括耳鼻喉科的多种常见疾病，如耳聋、耳鸣、鼻窒塞不通、喉痹、咽痛等，并对相应疾病列出了针对性的方剂。

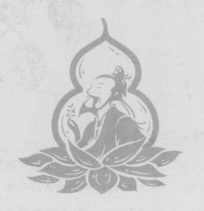

耳聋

配方

巴豆、杏仁各七枚，戎盐两颗，生地黄（极粗者）长一寸半，头发鸡子大（烧灰）。

用法

上五味治下筛，以绵薄裹纳耳中，一日一夜，若小损即去之，直以物塞耳中，俟黄水及脓出，渐渐有效，不得更著。一宿后更内，一日一夜还去之，依前。

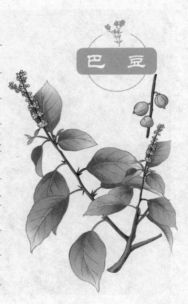

巴 豆

别　　名：	巴菽、刚子、老阳子。
用药部分：	大戟科植物巴豆的种子。
性味归经：	性热，味辛，有毒；归胃、大肠经。
功能主治：	泻下寒积，逐水消肿，祛痰利咽。用于治疗寒积便秘，腹满胀痛，腹水鼓胀，脓成未溃等症。
使用禁忌：	无寒实积滞者、孕妇及体弱者忌服。不宜与牵牛子同用。

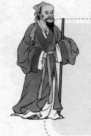

华佗小讲堂

耳聋是指听觉系统的传音、感音功能发生异常导致的听力障碍。通常情况下，能听到对方的讲话声变大了，这种情况不叫耳聋，而叫"重听"。如果对外界声音听得模糊不清，才能被称作耳聋。

暴聋

配方

细辛、菖蒲、杏仁、曲末各十铢。

用法

上药和捣为丸,干即着少猪脂,取如枣核大,绵裹纳耳中,日一易,小瘥,二日一易,夜去旦塞。

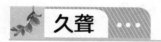

配方

蓖麻子五分,杏仁四分,桃仁(去皮尖熬)四分,巴豆(去皮熬)一枚,石盐三分,附子(炮)、薰陆香各一分,磁石(研)、菖蒲各四分,蜡八分,通草二分,松脂二两半。

用法

先捣菖蒲、石盐、磁石、通草、附子、薰陆香成末。另捣蓖麻子等四味,乃纳松脂、蜡,捣一千杵。可捻作丸如枣核大,绵裹塞耳中,日四五度,抽出别捻之,三日一易,以瘥为度。

风聋

配方

生雄鲤鱼脑八分,当归、菖蒲、细辛、白芷、附子各六铢。

用法

先将各药捣末,次以鱼脑合煎,三沸三下之,膏香为成,去滓候冷。以一枣核大纳耳中，以绵塞之，取瘥。

 肾虚耳聋 ····

配方

龙齿一分，龙脑、麝香、朱砂各一分，乳香、樟脑各半分。

用法

上药研成极细末，人乳为丸，大如桐子，裹以丝绵，塞入耳中，以不可受而止。三日后取出，耳聪，永不复聋。

耳鸣 ····

配方

当归、细辛、川芎、防风、白芷各六铢。

用法

上药为末，以鲤鱼脑八两合煎，三上三下，膏成去滓，取枣核大灌耳中，旦以绵塞耳孔。

耳痛 ····

配方

菖蒲、附子各一分。

用法

上二味末之，以麻油调和，点耳中，痛立止。

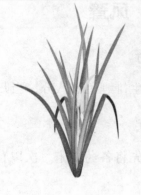

菖蒲

别　　名：黑附子、黑附、附片。

用药部分：毛茛科植物乌头的子根的加工品。

性味归经：性大热，味辛、甘；归心、肾、脾经。

功能主治：回阳救逆，补火助阳，温经散寒，除湿止痛。用于治疗冠心病，呕吐泄泻，脚气水肿，拘挛，阳痿等症。

使用禁忌：不可与栝楼子、川贝母、白蔹、天花粉等同服。孕妇忌服。

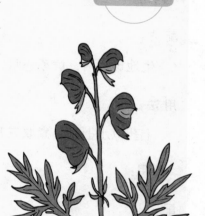

附　子

鼻窒塞不通

配方

白芷、当归、川芎、细辛、辛夷、通草、桂心、薰草各三分。

用法

上八味以苦酒渍一宿，用猪膏一升煎之，以白芷色黄为度，膏成去滓。取少许点鼻中，或绵裹纳鼻中，瘥止。

鼻衄 • • •

◎ 内用：

【配方】

生地黄八两，黄芩一两，阿胶、甘草各二两，柏叶一把。

【用法】

上药以水七升，煮取三升，去滓入胶，煎取二升半，分三服。

◎ 外用：

【配方】

蜗牛（焙干）一枚，乌贼骨五分。

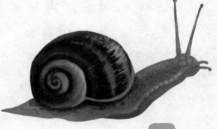

蜗牛

【用法】

共研细末，吹入鼻中，神效。

鼻疮 • • •

◎ 内用：

【配方】

黄芩、半夏各二钱，天冬、麦冬、五味子各一钱五分，杏仁一钱，甘草五分。

【用法】

用水二盅，加生姜三片，煎八分，食后服。

◎ 外用:

配方

软石膏（煅）一两，黄连二分，辰砂五分，龙脑二分。

用法

共研成细末，和匀，送入鼻孔内，日三五次，立效。

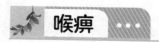

病征

喉痹者，喉里肿塞痹痛，水浆不得入也。

配方

马蔺根一升，升麻、玄参各三两，瞿麦、通草、犀角屑（水牛角代）各二两，射干十两。

用法

以水八升，煮取二升，去滓，细细含咽。一日令尽，得破脓。

喉痹口噤 ⋯⋯

配方

草乌头，皂荚。

用法

上药等分为末，入麝香少许，入牙并搐鼻内，牙关自开。

急喉痹

····

配方

猪牙皂，白矾，黄连。

用法

上药各等分，瓦上焙干为末，以药半钱吹入喉中，少顷吐出脓血，立愈。

客热咽痛

····

病征

风邪客于喉间，气郁成热，故为痛也。

◎ 内用：

配方

薄荷、防风、玄参、甘草、片芩（酒炒）、栀子各五分，桔梗、连翘各一钱，大黄（酒炒）、芒硝、牛蒡、荆芥各七分。

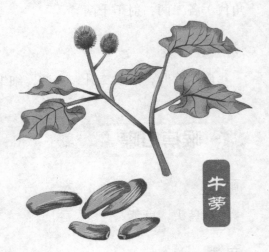

牛蒡

用法

水煎，食后温服。

◎ 外用：

配方

寒水石半两（煅红），硼砂、牙硝、朱砂各一钱，龙脑五分。

薄荷

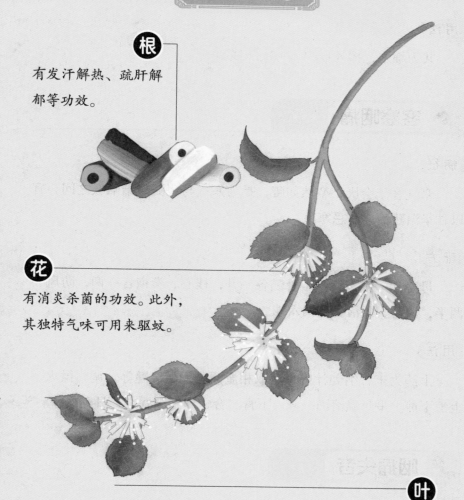

根

有发汗解热、疏肝解
郁等功效。

花

有消炎杀菌的功效。此外，
其独特气味可用来驱蚊。

叶

泡茶有清心明目的功效。

产　　地：多生长于河旁、山野湿地，分布于华北、华东、华南及
　　　　　西南等地。

性　　味：性凉，味辛。

功效主治：疏散风热，清利头目，利咽透疹，疏肝解郁。用于治疗
　　　　　外感风热、目赤、头痛等症。

使用禁忌：肝阳偏亢、表虚汗多、阴虚血燥者忌服。孕妇忌过量食用。

共为细末，掺入喉中，每次一钱。

客寒咽痛

病征

寒气客于会厌，卒然如哑，是为寒气与痰涎凝结咽喉之间，宜以甘辛温药治之，忌寒凉。

配方

母姜汁一升，酥、牛骨髓各一升，桂心、秦椒各一两，防风一两半，川芎、独活各一两六铢。

用法

上药为末，纳姜汁中，煎取相淹濡，下酥、髓等合调，微火三上三下煎。平旦温清酒一升，下膏二合，即细细吞之，日三夜一。

咽痛失音

配方

栝楼一枚，白僵蚕（去头炒）半两，甘草（炙）二两。

用法

上药为细末，每服三钱，温酒或生姜自然汁调下。或用绵裹噙化，咽津亦得，日两三服。

第七章

华佗齿科药方

本章主要针对齿科病证，包括牙疼、牙根肿痛、牙痛面肿、龋齿、齿间出血等多种常见疾病，并根据相似疾病的不同表现列出了针对性的药方，十分实用。

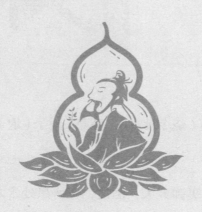

牙疼 ....

配方

巴豆十枚（去心皮熬研如膏），大枣二十枚（取肉），细辛一两。

用法

上三味，先将细辛研末，和前二味为丸，以绵裹着所痛处咬之。如有涕唾吐却，勿咽入喉中，日三，瘥。

齿疼 ....

配方

附子一分，胡椒、荜茇各二分。

用法

捣末，着齿疼上。又以散用蜡和为丸，置齿疼孔上，瘥止。

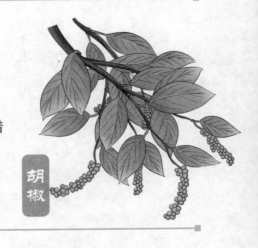

胡椒

齿痛 ....

配方

川芎、细辛、防风、矾石（烧令汁尽）、莽草、附子（炮）、藜芦。

用法

上七味等分为末，以绵裹弹丸大，酒渍，熨所患处含之，勿咽汁。又将木鳖子去壳，研细入荜茇同研匀，随左右鼻内搐之，每用一豆许，奇效。

牙疔

病征

牙缝中肿起一粒，痛连腮项，或兼麻痒，或破流血水异于常症，是为牙疔。用竹签挑破，以见鲜血为度。搽以：

配方

朱砂，硇砂，白矾（煅），食盐（煅）。

用法

上药等分研匀之细末。更用蟾酥丸含之或服之，自愈。

风火牙痛

配方

白芷。

用法

焙末，蜜丸，朱砂为衣。每服一粒，荆芥汤下。

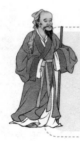

华佗小讲堂

风火牙痛主要表现为牙龈肿胀、淋巴肿痛等，一般伴有口苦、发热、便秘等全身症状。病发时痛感强烈，非常痛苦。中药对风火牙痛有很好的效果。

白芷

叶
具有清热凉血、祛风的功效。

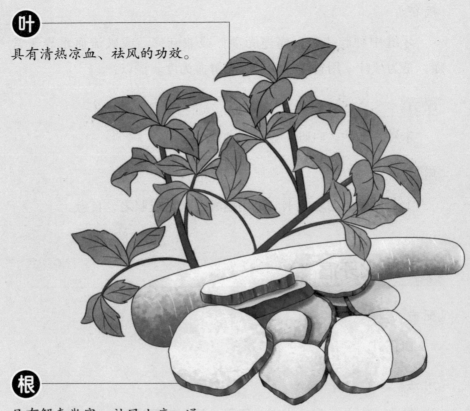

根
具有解表散寒、祛风止痛、通
鼻窍、止痒等功效。

产　　地：多生长于林下、河岸、溪旁、山谷、草地等处，分布于山西、
　　　　　河南、河北、湖南、湖北、四川、云南以及东北等地。
性　　味：性温，味辛。
功效主治：解表散寒，通窍止痛，消肿排脓，燥湿止带。用于治疗
　　　　　感冒风寒，头痛鼻塞，妇女赤白带下等症。
使用禁忌：阴虚血热者、孕妇及婴幼儿忌服。

齿根欲脱 ····

配方

生地黄。

用法

捣，以绵裹贴齿根，常含之甚妙。

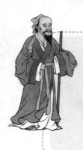

华 佗 小 讲 堂

　　龋齿也称虫牙、蛀牙，是一种由细菌引起的疾病，同时也会产生一些并发症，比如牙髓炎和颌骨炎症。如果不及时进行治疗，会引起病变，形成龋洞，最终导致牙冠遭到破坏甚至消失。

 龋齿根肿出脓 ····

配方

白矾（烧）、熊胆各一分，蟾酥、雄黄、麝香各半分。

用法

上为散，每用半钱，敷牙根。

风齿 ····

配方

蜀椒二十粒，枳根皮、莽草、细辛、菖蒲、牛膝各二两。

用法

上六味，以水四升煮取二升，去滓，细细含之，以瘥为度。未瘥更作，取瘥。又单煮独活一味，含之良。

别　　名：巴椒、汉椒、川椒、南椒。

用药部分：芸香科花椒属植物青
椒或花椒的干燥成熟
果皮。

性味归经：性温，味辛；归脾、胃、
肾经。

功能主治：温中止痛，杀虫止痒。
主治中寒腹痛，寒湿
吐泻，虫积腹痛，湿
疹瘙痒，妇人阴痒等。

使用禁忌：阴虚火旺者禁服。孕
妇慎服。

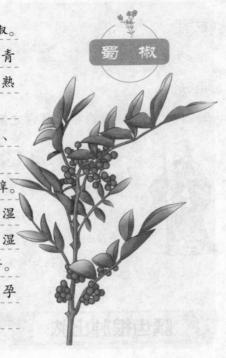

蜀椒

风齿口臭

配方

川芎、当归各三两，独活、细辛、白芷各四两。

用法

以水五升，煮取二升，去滓含，日三五度，取瘥。

风冲牙齿动摇

配方

川芎、薏苡根各三两，防风二两，细辛一两。

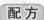

用法

以水六升，煮取二升，去滓含漱，日三五度。

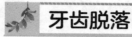

牙齿脱落

配方

青黛二两，雄黄、朱砂、莨菪子（熬）、青矾石、黄矾石、白矾石（并烧令汁尽）、附子（炮）、苦参、甘草（炙）、藜芦（炙）、细辛、麝香（研）各一两。

用法

上药捣筛为散，以薄绵裹如枣核大着患处，日三度，瘥止。

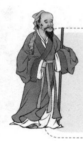

华 佗 小 讲 堂

牙齿脱落的原因主要有两种，一是受外力撞击，二是牙龈萎缩。保持口腔清洁，定期进行口腔检查是预防牙齿脱落的重要措施。

齿间出血

配方

竹叶。

用法

浓煮，着盐含之，冷吐。

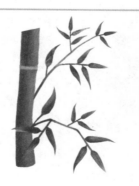

竹叶

齿血不止

配方一

刮生竹皮。

用法

以苦酒渍之，令其人解衣坐，使人含噀其背，三遍。仍取竹茹浓煮汁含之漱咽，终日为之。

配方二

矾石一两。

用法

烧末，以水二升煮之。先拭血，乃含之。

第八章
华佗眼科药方

本章主要针对眼科病证，包括目痛、目肿、目赤、目中起星等多种眼科常见疾病，并根据疾病的不同表现提出了不同的治疗方剂。

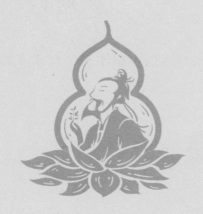

虚火目痛 ····

病征

凡虚火目痛，其候红而不痛不涩，无眵无泪。

◎ 内用：

配方

熟地、茯苓、山药、山茱萸、丹皮、泽泻、白芍、当归、甘菊花各三钱，柴胡一钱。

用法

以水煎服。一剂轻，二剂愈。

◎ 外用：

配方

生地黄二钱，葳蕤仁五分。

用法

渍于人乳半碗中，越宿，再加白矾半分，加水半碗，时时洗之。

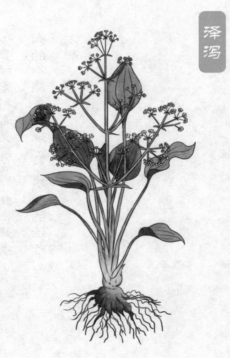

泽泻

有火目痛 ····

病征

本症之状，目红肿如含桃，泪出不止，酸痛羞明，夜眠多眵。

山茱萸

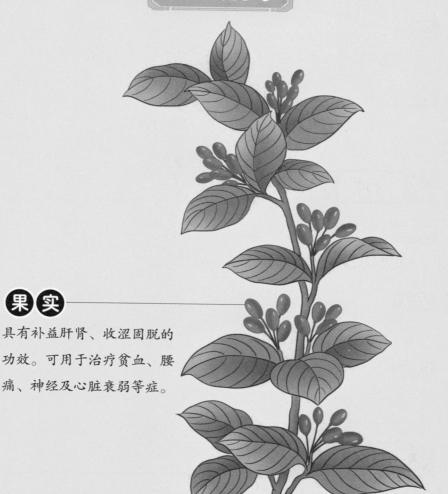

果实

具有补益肝肾、收涩固脱的
功效。可用于治疗贫血、腰
痛、神经及心脏衰弱等症。

产　　地：多生长于山坡灌木丛中或栽培，分布于陕西、河南、山东、
　　　　　山西、安徽、浙江、四川等地。

性　　味：性微温，味酸、涩。

功效主治：补益肝肾，涩精固脱。用于治疗眩晕耳鸣，腰膝酸痛，
　　　　　阳痿遗精，遗尿，尿频，大汗虚脱，内热消渴等症。

使用禁忌：阴虚火旺者忌服。

配方

黄连一钱，红椒七粒，白矾三分，荆芥五分，生姜一片。

用法

水煎半碗，趁热洗之，日凡七次，明日即愈。

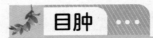
目肿

病征

患者目红肿而痛，状如针刺，眵多泪多。

配方

柴胡、栀子、白蒺藜各三钱，半夏、甘草各一钱。

用法

水煎服一剂，即可奏效。

眼暴肿痛

配方

决明子一升，石膏（研）、升麻各四两，栀子仁一升，地肤子、芜蔚子各一两，苦竹叶、干蓝叶各一升，芒硝二两，车前草汁一升二合，麦冬三升。

用法

以水二斗煮竹叶取七升二合，去滓纳诸药，煮取四升，分为四服。每服相隔可两食间，再服为度。小儿减药，以意裁之。

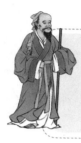

华佗小讲堂

　　眼暴肿痛一般是由身体内部炎症引起的，发病时可能压迫刺激神经末梢。治疗眼暴肿痛时需要明确部位，并根据病情选择合适的治疗方法，做到早发现、早治疗。

眼赤

◎ 内用：

配方

　　葳蕤仁、黄芩、栀子仁、黄连、秦皮各二两，竹叶一升。

用法

　　以水五升，煮取一升六合，分三服。

◎ 外用：

配方

　　淡竹叶五合，黄连四枚，青钱二十文，大枣二十枚（去皮核），栀子仁七枚，车前草五合。

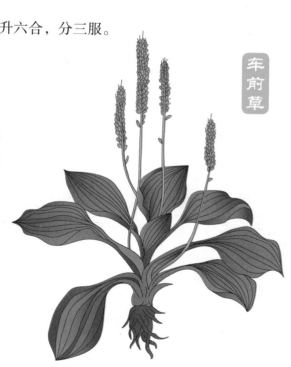

车前草

用法

　　以水四升，煮取二升，日洗眼六七次，极效。

风眼下泪

配方

鸡舌香二铢，黄连六铢，干姜一铢，蕤蕤仁一百枚，矾石（熬）二铢。

用法

上药捣为末，以枣膏和丸如鸡距，以注眼眦。忌猪肉。

目中风肿

配方

矾石（熬末）二钱。

用法

以枣膏和如弹丸，以揉目上下，食顷止，日三度。

眼暗不明

配方

防风、细辛各二两，川芎、白鲜皮、独活各三两，甘草（炙）、橘皮（去脉）各二两，大枣（去核）十四枚，甘竹叶一升，蜜五合。

用法

以水一斗二升，煮取四升，去滓，下蜜，更煎两沸，分为四服。

独活

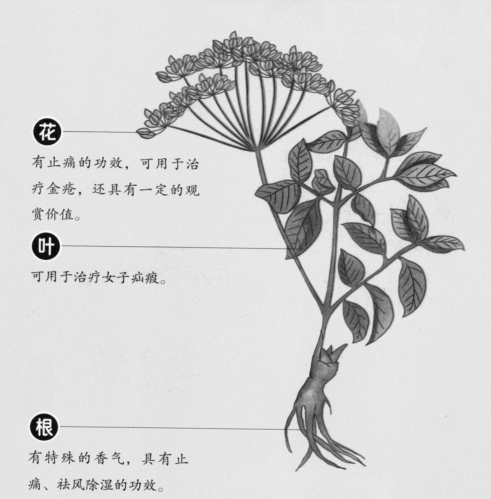

花

有止痛的功效，可用于治疗金疮，还具有一定的观赏价值。

叶

可用于治疗女子疝瘕。

根

有特殊的香气，具有止痛、祛风除湿的功效。

产　　地：多生长于山坡阴湿的灌丛林下，分布于我国北部及中部。

性　　味：性微温，味辛、苦。

功效主治：祛风除湿，通痹止痛，解表。用于治疗风湿痹证，腰膝肌肉关节酸痛，风寒感冒，头身肢节疼痛等。

使用禁忌：阴虚血燥、气血亏虚者忌服。

眼中息肉 ••••

配方

驴脂，石盐。

用法

上二物和匀，以之点眦，即瘥。

瞳仁反背 ••••

配方

密蒙花、蝉蜕、白菊、郁李仁、生石膏、生草决明、石决明、甘草、谷精草、白矾各四钱，百部二钱，珍珠四分。

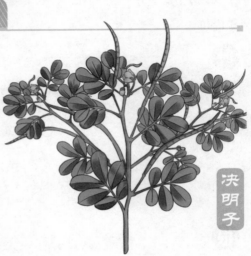

决明子

用法

共为末，煮服。若即发冷者，其光必转，若光未尽转，再服一剂必愈。

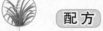

火眼赤烂 ••••

配方

艾叶。

用法

烧烟，以碗覆之，俟烟尽，由碗上将煤刮下，温水调化，洗眼即瘥。若入以黄连尤佳。

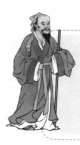

华佗小讲堂

火眼也称急性结膜炎。主要由微生物感染或多种原因引起，表现为单眼或双眼有灼烧感、畏光、流泪等，发病较快，可以传染，必要时应辅以全身治疗。

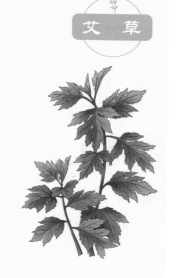

艾　草

别　　　名：	医草、灸草。
用药部分：	菊科蒿属植物艾的叶。
性味归经：	性温，味辛、苦；归肝、脾、肾经。
功能主治：	温经止血，散寒止痛，祛湿止痒。主治吐血，衄血，咯血，便血，崩漏，妊娠下血，月经不调，痛经，胎动不安，心腹冷痛，泄泻久痢，霍乱转筋，带下，湿疹，疥癣，痔疮，痈疡。
使用禁忌：	阴虚血热者慎服。

障翳 ••••

【配方】

秦皮、黄柏、黄连、黄芩、决明子、葳蕤仁各十八铢，栀子七枚，大枣五枚。

用法

上以水二升渍煮，取六合，澄清。仰卧洗，日一。

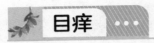

目痒

配方

煎成白盐三匙，乌贼鱼骨（去甲）四枚。

用法

上二味以清醋浆水四升，煎取二升，澄清。每旦及晚洗眼，极效。

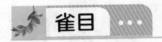

雀目

配方

老柏白皮四两，乌梅肉（熬）二两，细辛、地肤子各四两。

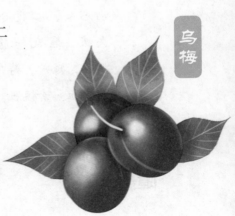

乌梅

用法

上药捣筛为散，每食后清酒服二方寸匕，日三四服，瘥。又于七月七日、九月九日取地衣草，洗净阴干末之，酒和服方寸匕，日三服，一月即愈。

第九章

华佗皮肤科药方

本章主要针对皮肤科病证，涉及面部、头顶、手脚等多个部位的疾病，如面多黑痣、头风白屑、足汗及多种癣疮等。

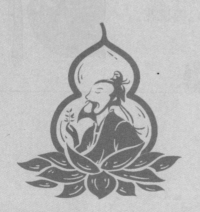

华
佗
妙
方
大
全

面膏

配方

　　杜蘅、杜若、防风、藁木、细辛、白附子、木兰皮、当归、白术、独活、白茯苓、葳蕤、白芷、天冬、玉屑各一两，菟丝子、防己、商陆、栀子花、橘皮、冬瓜仁、藦芜花各三两，藿香、丁香、零陵香、甘松香、青木香各二两，麝香半两，白鹅脂半升，白羊脂、牛髓各一升，羊脰三具。

用法

　　上三十二味，先以水浸膏髓等五日。日满别再易水，自后每隔五日一易水，阅二十日止。以酒一升挼羊脰令消尽去脉。乃细切香于瓷器中，密封一宿。晓以诸脂等合煎，三上三下，以酒水气尽为候。即以绵布绞去滓，研之千遍，待凝乃止。使白如雪，每夜涂面，昼则洗却，更涂新者，十日以后，色等桃花。

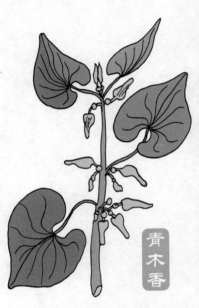

青木香

面多黑痣

配方

　　荠苨二分，桂心一分。

用法

　　上二味捣筛，以醋浆水服方寸匕，日一，止即脱。内服栀子散，瘥。

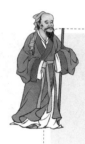

黑痣一般是色素痣的一种，是由一群良性的黑色素细胞聚集在表皮与真皮的交界处产生的。本病几乎从婴儿到老年都可能发生，数目往往随年龄的增长而增加，青春发育期往往明显增多。

面生𪒟疱 ••••

配方

麝香三分，附子一两，当归、川芎、细辛、杜蘅、白芷、芍药各四分。

用法

上八味切碎，以腊月猪膏一升半煎，三上三下，去滓，下香膏以敷疱上，日三度，瘥。

面上瘢痕 ••••

配方

禹余粮，半夏。

用法

上药等分为末，鸡子黄调敷。先以布拭干，勿见风日，三十日。虽十年者亦灭。

半 夏

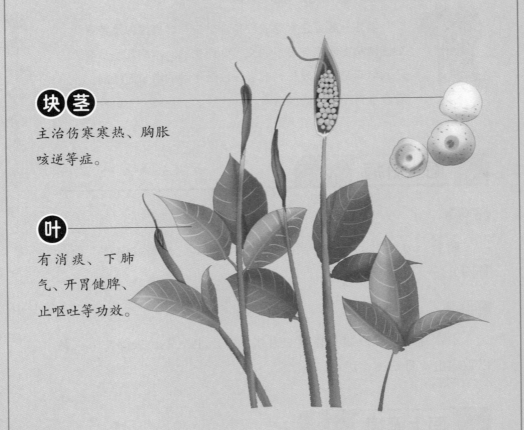

块茎

主治伤寒寒热、胸胀
咳逆等症。

叶

有消痰、下肺
气、开胃健脾、
止呕吐等功效。

产　　地：生长于山坡湿地、林边、田野、溪谷草丛中，亦有栽培，
　　　　　全国大部分地区均有分布。

性　　味：性温，味辛。有毒。

功效主治：燥湿化痰，降逆止呕，消痞散结。用于治疗痰多咳喘，
　　　　　痰饮眩悸，风痰眩晕，痰厥头痛，呕吐反胃，胸脘痞
　　　　　闷，梅核气等症。

使用禁忌：一切血证及阴虚燥咳、津伤、口渴者忌服。孕妇禁服。

面生皯皰 ····

配方

木兰皮、防风、白芷、青木香、牛膝、独活、藁本、芍药、白附子、杜蘅、当归、细辛、川芎各一两，麝香二分。

用法

上十四味锉，以腊月猪脂二升，微火煎三上三下，去滓入麝香，以敷面上，妙。

面上粉滓 ····

配方

光明砂（研）四分，麝香二分，牛黄半分，水银四分（以面脂和研），雄黄三分。

用法

上五味并精好药捣筛研如粉，以面脂一升纳药中，和搅令极调，一如敷面脂法。以香浆水洗、敷药，避风。经宿粉滓落如蔓荆子状。此方秘不传。

面色晦暗 ···

配方

羊脂、猪脂各一升，白芷半升，乌喙十四枚，大枣十枚，麝香少许，桃仁十四枚，甘草一尺（炙），半夏（洗）半两。

用法

上九味合煎，以白芷色黄，去滓涂面，二十日即变，五十日如玉光润，妙。

面风

配方

玉屑、密陀僧、珊瑚各二两，白附子三两。

用法

上四味细研如粉，用酥和，夜涂面上，旦洗去。

头风白屑

配方

蔓荆子一升，生附子三十枚，羊踯躅花、葶苈子各四两，零陵香二两，莲子草一握。

用法

上六味以绵裹，用油二升渍七日，每梳头常用之。若发稀及秃处，即以铁精一两，以此膏油于瓷器中研，摩秃处，其发即生。

头发脱落

配方

乌喙、莽草、石南星、续断、皂荚（去皮熬子）、泽兰、白术各二两，辛夷仁一两，柏叶半升，猪脂三升。

用法

上十味，以苦酒渍一宿，以脂煎于灶釜中，以苇薪煎之，先致三堆土，每三沸即下致一堆土，候沸定，却上，至三沸。又置土堆上，三毕成膏讫，去滓置铜器中，下埋之，三十日药成。小儿当刮头，日三涂；大人数沐，沐已涂之。

别　　名：	芒草、春草、石桂、红茴。
用药部分：	八角科八角茴香属植物狭叶茴香的叶。
性味归经：	性温，味辛；归肝、肾经。
功能主治：	祛风止痛，消肿，杀虫。主治头风，皮肤麻痹，痈肿，乳痈，瘰疬，喉痹，疝瘕，癣疥，秃疮，风虫牙痛，狐臭。
使用禁忌：	禁内服，不可入目。

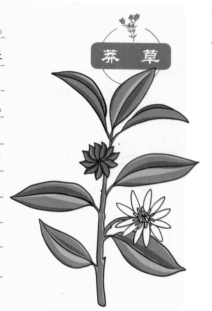

莽草

发色黄白药

配方

黄芪、当归、独活、川芎、白芷、芍药、莽草、防风、辛夷仁、干地黄、藁本、蛇含各一两，薤白半升，乌麻油四升半，马鬐膏二升。

用法

上十五味，以微火煎三上三下，俟白芷黄色，膏成去滓，洗发讫后，涂之。

遍身风痒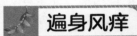

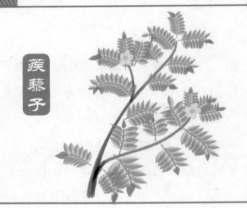

蒺藜子

配方

蒺藜子苗。

用法

煮汤洗之，立瘥。

足汗

配方

莱菔。

用法

煎汁，时时洗之，自愈。

唇裂

配方

橄榄。

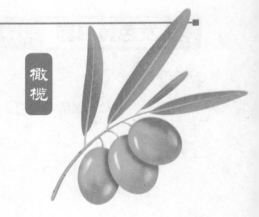

橄榄

用法

炒研末，以猪脂和涂之，极效。

莱 菔

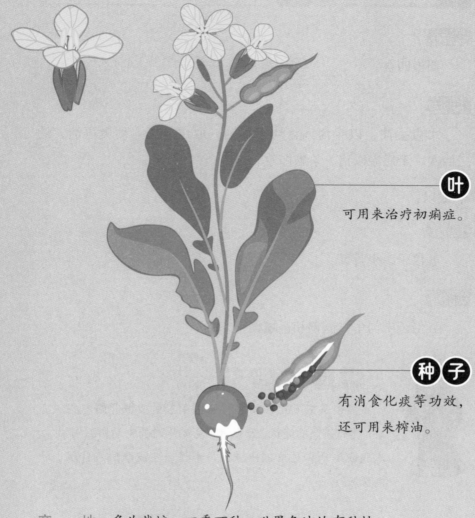

叶

可用来治疗初痢症。

种子

有消食化痰等功效，还可用来榨油。

产　　地：多为栽培，四季可种，世界各地均有种植。

性　　味：性平，味辛、甘。

功效主治：消食导滞，降气化痰。用于治疗消化不良，慢性气管炎，慢性肝炎，肠梗阻等症。

使用禁忌：不宜与胡萝卜、橘子、雪梨、苹果、葡萄、人参、地黄、何首乌等同服。

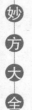

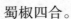
手面皲裂 ••••

配方

蜀椒四合。

用法

水煮去津，以手渍入，约半食顷，取出令干。须臾再渍，约三四次。干后涂以猪、羊脑即效。

◎ 或以：

配方

五倍子，牛骨髓。

用法

五倍子末与牛骨髓调和，填缝中亦效。

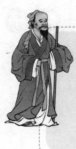
•• 华 佗 小 讲 堂 ••

　　皲裂是指手足部由各种原因引起的皮肤干燥和裂纹，伴有疼痛的症状，严重者可影响平时的生活和工作。本病既是一种独立的皮肤病，也是一些皮肤病的伴随症状。

第十章

华佗急救妙方

本章主要为急救科药方，涉及各类常见中毒病证，如鱼毒、肉毒、巴豆毒、芫花毒等，药方简单而有效，实用性强。

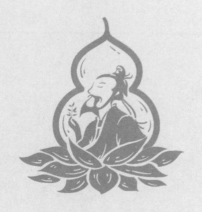

中毒

配方

芦根。

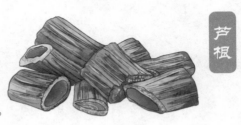

芦根

用法

锉，煮汁，饮一二升，良。

中鱼毒

配方

橘皮。

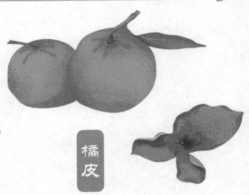

用法

浓煮，饮汁，或饮冬瓜汁，亦效。

橘皮

中蟹毒

病因

凡蟹未经霜者多毒，可用：

配方

紫苏。

用法

煮汁，饮之三升。以子汁饮之，亦治。

中木鳖毒

配方

肉桂。

用法

煎汁服，立愈。

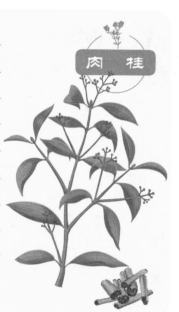

别　　名：	安桂、菌桂。
用药部分：	樟科植物肉桂的干燥树皮。
性味归经：	性大热，味辛、甘；归肾、脾、心、肝经。
功能主治：	补火助阳，引火归元，散寒止痛，温经通脉。用于治疗虚寒型胃脘痛，风湿性关节炎等症。
使用禁忌：	出血倾向者和孕妇忌服。不宜与赤石脂同服。

肉桂

中诸肉毒

配方

黄檗末。

用法

服方寸匕，未解者，数服。

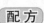

中巴豆毒 ● ● ●

配方

黄连，小豆，藿汁，大豆汁。

用法

并可解之。

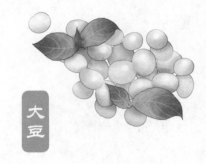

大豆

中射罔毒 ● ● ●

配方

姜汁，大豆，猪、犬血。

用法

并解之。

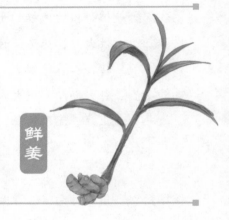

鲜姜

中芫花毒 ● ● ●

配方

防风，甘草，葛根，桂枝。

用法

并解之。

中半夏毒 ● ● ●

配方

生姜，干姜。

用法

并解之。

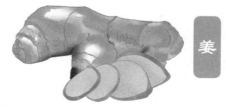

姜

汤火伤 ....

◎ 外用：

配方

未熬麻油、栀子仁末。

用法

上二药和涂之，以厚为佳。已成疮者筛白糖灰粉之，即瘥。

◎ 内用：

黄芪

配方

大黄、生甘草各五钱，荆芥、黄芩、防风各三钱，黄芪、茯苓各三两，当归四两。

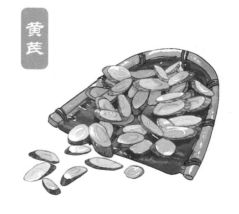

用法

水煎服，一二剂愈。

中附子毒 ....

配方

大豆汁，远志汁。

用法

并可解之。中乌头毒同治。

中钩吻毒

配方

莽苣八两。

用法

水六升，煮取三升，服五合，日五服。

中轻粉毒

配方

金银花、山慈姑、紫草各一两，乳香、没药各五钱。

用法

以盐水六碗，陈酒五碗，煎取六七碗，空腹温服，取汗避风。

第十一章

华佗伤科药方

本章主要为伤科病证，涉及常见的外科伤病，如骨折、伤筋、伤腰、头额跌破、跌打损伤等，并且对不同药方的使用方法进行了讲解。

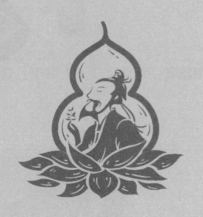

折腕瘀血

配方一

虻虫（去足翅熬），牡丹皮。

用法

二物等分，酒服方寸匕，血化成水。

配方二

大黄六两，桂心二两，桃仁（去皮）六十枚。

用法

上三味以酒六升，煮取三升，分三服，当下血，瘥。

折腕

配方

生附子（去皮）四枚。

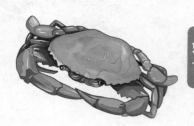

醋

用法

以苦酒（醋）渍三宿，用脂膏一斤煎之，三上三下，膏成敷之。

伤筋

配方一

取蟹头中脑及足中髓。

螃蟹

牡 丹

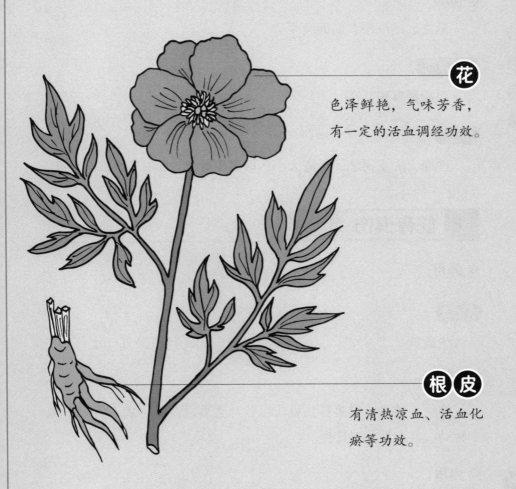

花

色泽鲜艳，气味芳香，有一定的活血调经功效。

根皮

有清热凉血、活血化瘀等功效。

产　　地：生长于向阳之地、土壤肥沃之处，庭园栽培为主。主要产于安徽、四川等地。

性　　味：性微寒，味苦、辛。

功效主治：清热凉血，活血化瘀。用于治疗发斑，阴虚内热，无汗骨蒸，经闭痛经，跌打损伤等症。

使用禁忌：血虚寒证者、孕妇及月经量过多者忌服。

用法

熬之，纳疮中，筋即续生。

配方二

取旋覆草根。

用法

洗净，去土捣之，量疮大小，取多少敷之。日一易，以瘥为度。

筋骨俱伤

◎ 外用：

配方

生地黄。

用法

捣烂，熬之，以裹折伤处，以竹片夹裹之令遍，病上急缚，勿令转动。日十易，三日瘥。

◎ 内用：

配方

干地黄、当归、独活、苦参各二两。

用法

共捣末，酒服方寸匕，日三。

别　　名：水槐、苦识、白茎。

用药部分：豆科植物苦参的干燥根。

性味归经：性寒，味苦；归心、肝、胃、大肠、膀胱经。

功能主治：清热，燥湿，祛风，杀虫，利尿，消肿。用于治疗湿热痢疾，阴痒，小便不利，水肿等症。

使用禁忌：胃弱者、肝虚肾虚者忌服。不宜与藜芦、贝母、漏芦、菟丝子同服。

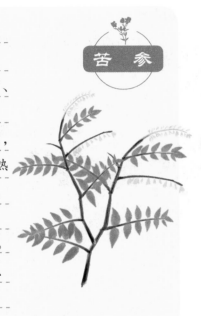

苦　参

华佗伤科药方

被击有瘀

配方一

刮青竹皮三升，乱发如鸡子大四枚（烧灰），延胡索二两。

用法

上药捣散，以水酒各一升煎三沸，顿服，日三四服。

配方二

大黄二两，桃仁（去皮尖熬）、虻虫（去足翅熬）各二十一枚。

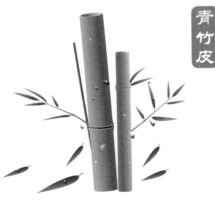

青竹皮

第十一章

用法

上药捣散，蜜和丸，四丸即以酒一升，煎取七合，服之。

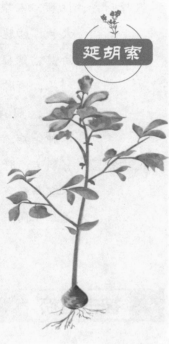

延胡索

别　　名：延胡、玄胡索、元胡索、元胡。

用药部分：罂粟科紫堇属植物延胡索的干燥块茎。

性味归经：性温，味辛、苦；归心、肝、脾经。

功能主治：活血，行气，止痛。主要用于气血瘀滞所致的各种痛证。如胸痹心痛、肝胃气痛、痛经、月经不调、产后瘀滞腹痛、寒疝腹痛、跌打损伤、瘀肿疼痛、风湿痹痛等。

使用禁忌：孕妇慎用。

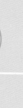

第十二章 华佗治奇症药方

本章主要介绍各种罕见奇异病症的治疗方法，涉及皮肤科、内科等，包括热毒攻心、指甲脱落、遍身奇痒等，不仅对疾病的成因进行了讲解，还开出了相应的药方。

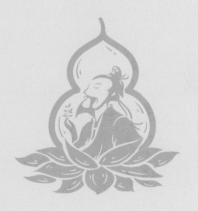

热毒攻心

病征

　　患者头角忽生疮疖，第一日头重如山，越日即变青紫，再越日青紫及于全身即死。初起时速用：

配方

　　金银花一斤。

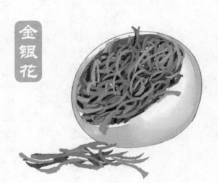

金银花

用法

　　煎汁数十碗服之，俾少解其毒。

◎ 继用：

配方

　　金银花二两，玄参三两，当归二两，生甘草一两。

用法

　　水煎服，日用一剂，至七日以后，疮口始渐能收敛。

肠胃瘙痒

病因

　　是为火郁结而不散之故。治宜表散之剂。

配方

　　柴胡、炒栀子、天花粉各三钱，甘草二钱，白芍一两。

用法

水煎服，数剂即愈。

指甲脱落

病征

患者手指甲尽行脱落，不痛不痒，是为肾经火虚，及房室之后，遽以凉水洗手所致。方用：

配方

熟地黄、山茱萸、山药、茯苓、丹皮、泽泻、柴胡、白芍、补骨脂各三钱。

用法

水煎服。

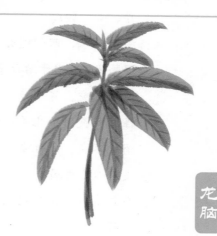

山药

舌伸不收

病因

是为阳火强盛之故。先以：

配方

龙脑少许。

用法

点之即收。

次用：

龙脑

配方

人参、黄连、白芍各三钱，菖蒲、柴胡各一钱。

用法

水煎服，二剂当愈。

舌缩不出

病因

是为寒气结于胸腹之故，患者舌缩入喉咙，不能言语。宜急用：

配方

人参三钱，白术五钱，附子、肉桂、干姜各一钱。

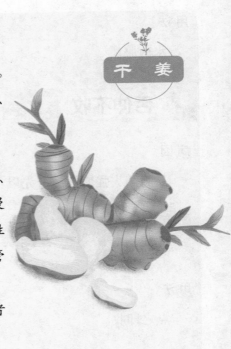

别　　名：宿姜、母姜、炮姜。

用药部分：姜科植物姜的干燥根茎。

性味归经：性热，味辛；归脾、胃、
　　　　　肾、心、肺经。

功能主治：温中散寒，回阳通脉，
　　　　　温肺化饮。用于治疗急、
　　　　　慢性胃炎，胃溃疡，慢
　　　　　性结肠炎，小儿单纯性
　　　　　消化不良，慢性支气管
　　　　　炎，心力衰竭等症。

使用禁忌：血热妄行、阴虚内热者
　　　　　忌服。

干　姜

用法

水煎服，一剂，舌自舒。

男子乳房肿如妇人

病征

男子乳房忽壅肿如妇人之状，扪之痛欲死，经岁不愈，是乃阳明之气，结于乳房之间，治宜消痰通瘀。

配方

金银花、蒲公英各一两，天花粉、白芥子各五钱，茯苓、白芍、通草各三钱，柴胡二钱，木通、炒栀子各一钱，附子八分。

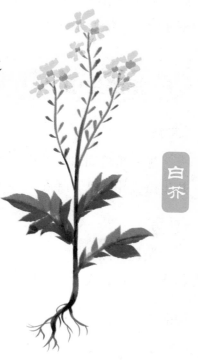

白芥

用法

水煎服。

胸中有虫

病征

本症因食鲤而得，患者中心闷甚，饮食不能。宜用：

配方

半夏、甘草、人参各三钱，瓜蒂七枚，黄连、陈皮各一钱。

华佗治奇症药方

第十二章

177

用法

水煎温顿服，立时当吐虫数升，其头面皆赤，尾如鱼子。

◎ **按：**

此即华先生治广陵太守陈登之方，陈曾患此症，先生为治愈后，坚嘱令断绝酒色，始可长愈，否则两年后，必病饱满而死。登不能听，三年果如华先生言。（孙思邈注）

指缝生虫

病征

患者指缝间血流不止，有虫如蜉蝣钻出，少顷即飞去，是缘湿热生虫，并带风邪所致。

配方

黄芪、熟地黄、薏苡仁各五钱，茯苓、当归、白芍、生甘草、白术各三钱，人参、柴胡、荆芥、川芎各一钱。

用法

水煎服四剂后，血即不流。更服四剂，手指即完好如初。

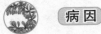

鼻大如拳

病因

是为肺金之火，壅于鼻而不得泄，以致鼻大如拳，疼痛欲死。治宜清其肺中之邪，去其鼻间之火。

黄芪

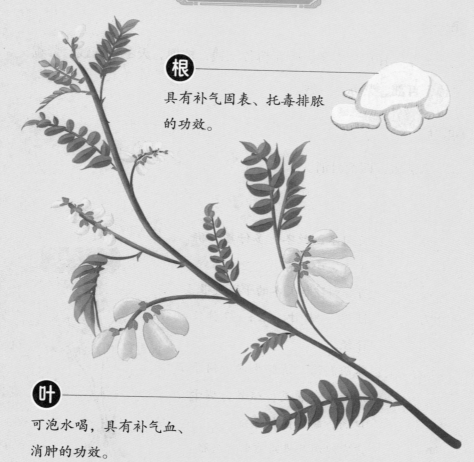

根

具有补气固表、托毒排脓的功效。

叶

可泡水喝，具有补气血、消肿的功效。

产　　地：多为栽培，生长于向阳的草地中，分布于东北、华北、西北等地。

性　　味：性微温，味甘。

功效主治：补气升阳，益卫固表，利水消肿，生津养血，行滞通痹，托毒排脓，敛疮生肌。用于治疗脾虚倦怠，食少泄泻，肺虚喘咳，气虚自汗等症。

使用禁忌：阴虚阳亢者忌服。

配方

黄芩、甘草、麦冬、天花粉各三钱，桔梗、天冬各五钱，紫菀二钱，百部、紫苏各一钱。

用法

水煎服，四剂自消。

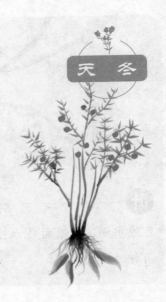

别　　名：天门冬、丝冬、多仔婆、狮子青、小叶青。

用药部分：百合科植物天冬的干燥块根。

性味归经：性寒，味甘、苦；归肺、肾经。

功能主治：养阴润燥，清肺生津。用于治疗支气管炎，咳嗽，咽干口渴，肠燥便秘等症。

使用禁忌：虚寒泄泻及风寒咳嗽者忌服。

第十三章 华佗临证妙方

临证，又称为中医临床，是指诊断和治疗疾病。中医治疗任何疾病都需要先诊断而后施药，本章主要为中医临床理论的分析，体现了中医的临床价值。

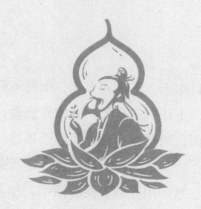

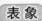 ## 头痛身热 ●●●

表 象

表外实，下内实。

病例解说

忌：世治外实，多用表剂，表则外虚，风寒得入，而病加剧。世治内实，多用下剂，下则内虚，肠胃气促，而肢不畅。华佗治府吏倪寻头痛身热，则下之，以其外实也。治李延头痛身热，则汗之，以其内实也。盖得外实忌表，内实忌下之秘也。又按内实则湿火上冲，犹地气之郁，正待四散也。外实则积垢中留，犹山间之水，正待下行也。其患头痛身热同，而治法异者，虽得之仙秘，实本天地之道也。余屡试之，果屡见效。（孙思邈注）

肢烦口干 ●●●

表 象

汗愈，不汗死。

病例解说

县吏尹世，苦四肢烦，口中干，不欲闻人声，小便不利。华佗曰："试作热食，得汗即愈，不汗后三日死。"即作热食，而汗不出。华佗曰："脏气已绝于内，当啼泣而绝。"已而果然。华佗盖有所本而云然也。按肢烦口干，不欲闻声，热证也。医者遇此症，决不敢曰热食。多主用凉剂，然一用凉剂，便起搐搦，却无啼泣之状，缘华佗进热食，故有啼泣状耳。余昔遇此症，常用热表剂，见汗涔涔而愈，益信先生言之不诬。窃怪世之治此症者，不能决其愈不愈，死不死。观于华佗之治法，可以知所从事矣。（孙思邈注）

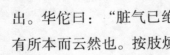
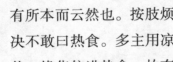

牙痛

表象

宜辛散，忌凉遏。

病例解说

世传华先生治牙痛：一撮花椒水一盅，细辛白芷与防风，浓煎漱齿三更后，不怕牙痛风火虫。实则先生之医术，虽本乎仙人，其用药则由己。如宜辛散，忌凉遏，即治百般牙痛之秘诀也。故知治病不必拘定汤药，盖汤药可伪造，可假托，且当视其病之重轻，人之虚实，时之寒燠，而增减之，故有病同药同，而效与不效异。医者于此，宜知所酌夺矣。（孙思邈注）

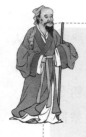

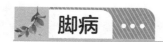
华佗小讲堂

牙痛，是一种常见的牙齿疾病，主要表现为牙龈红肿、遇冷热刺激痛等。牙痛的病因很多，一般由蛀牙导致的牙髓（牙神经）感染所引起，此外，牙龈炎、牙周炎等病症也会引发牙痛。

脚病

表象

阴络腹行，阳络背行，缘督为治，支无不伸。

病例解说

一人病脚躄不能行，先生切脉后，即使解衣，点背数十处，相间一寸或五寸，从邪不能当，言灸此各七壮，灸创愈，即能行也。

后灸愈，灸处夹背一寸上下行，端直均调，如引绳也。

附注

先生以四言为主要，知药所不及，乃易之以灸。人谓灸不难，得穴难。余谓得穴非难，因有图可按，体格部位可稽也。惟病之应灸与否，又灸从何起，迄何止，有胆有识，斯诚难耳。先生之享大名于后世也，即此胆与识为之基也。（孙思邈注）

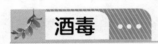

酒毒

表象

讳疾忌医，死。

病例解说

酒之发酵，足伤肺翼，害肠胃，惟葛花可解。暨涍严昕与数人共候，先生适至，谓昕曰："君身中佳否？"昕曰："无他。"先生曰："君有急疾见于面，毋多饮，多饮则不治。"与以葛花粉令服之，昕不能信，复饮，归行数里，卒头眩堕自车，人扶之，辇回家，越宿死。（孙思邈注）

虚损

表象

乘虚御内，亡。

病例解说

故督邮顿子献得病，已瘥，诣先生。先生为切其脉曰："尚虚未得复，勿为劳事。御内即死，临死当吐舌数寸。"其妻闻其病除，自百余里来省之，止宿交接，中间三日，病发，一如先生言。

附注

肾水愈不足，相火愈妄动，故患虚损者，愈喜近女色。此女欲拒而不能，非腰痛如割，则黏汗如流，此症先生且无方，仙且无术，人其鉴之。（孙思邈注）

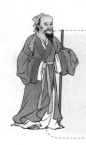

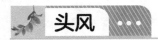

虚损的主要表现：体虚力弱，精血亏损，食欲不振，心悸不宁，倦怠，健忘。成因主要为先天禀赋不足或后天培养失调。

头风

表象

胆若寒，效难见。

病例解说

昔汉郭玉尝言："贵者处尊高以临臣，臣怀怖慑以承之。其为疗也，有四难焉。自用意而不任臣，一难也。将身不谨，二难也。骨节不强，不能使药，三难也。好逸恶劳，四难也。针有分寸，时有破漏，重以恐惧之心，加以裁慎之志，臣意犹且不尽，何有于病哉。此其所以不愈也。"不知先生所得之医经中，已有此言。故先生治曹操头风未除，操曰："佗能愈，此小人养吾病，欲以自重，然吾不杀此子，终当不为吾断此根原耳。"操之为是言，殆即郭氏

所谓"贵者处尊高以临臣"之意也。先生之不能根治，即医经所载二语尽之矣。（孙思邈注）

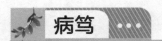

血郁

表象

黑血聚，盛怒愈。

病例解说

血郁于上焦，非可剖而出之，惟盛怒则肝之鼓动力足，郁自散。上行则吐，势所必然。先生尝本此以治郡守病，以为使之盛怒则瘥，乃多其货而不加功。无何弃去，又遗书辱詈之。郡守果大怒，令人追杀之，不及。因瞋恚，吐黑血数升而愈。（孙思邈注）

病笃

表象

帮助寿夭而复治，则不怨冤死。

病例解说

医者遇病，宜先审其人之将死与否，若贸然定方与药，药纵无害，及死则必归咎于医者，虽百喙其难辞也。故欲攻医，宜先精相，相者何，望之义也。先生遇病者，先能知其人之寿夭，此非得自仙传，乃缘临症多使然耳。尝有疾者诣先生求治，先生曰："君病根既深，宜剖脏腑，治之当愈。然君寿不过十年，病不能相杀也。"疾者不堪其苦，必欲除之，先生乃施破术，应时愈。十年后竟亡。（孙思邈注）

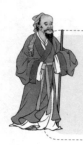

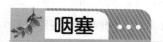

华佗小讲堂

上焦为人体部位名，三焦之一，属三焦上部，从咽喉至胸膈部分。三焦是中医藏象学说中一个特有的名词，六腑之一。

咽塞

表象

中有所壅，吐为便。医法有不宜明言而奏效甚速者。

病例解说

仲景治伤寒，以升吐为第一义。先生得医经，亦曾及此。先生尝行道中，见有咽塞者，因语之曰："向者道隅，有鬻饼人，萍蒿甚酸，可取二升饮之，病自当去。"其人如先生言，立吐一蛇，乃悬于车而候先生。时先生小儿，戏于门中。逆见自相谓曰："客车旁悬有物，必系逢我翁也。"及客进顾，视壁北悬蛇以十数，乃知其奇。

附注

先生治此症，精且玄矣。知其腹中有蛇，未尝明言，恐其惧耳。惧则蛇亦畏缩，不肯随吐而出。医家有以后患详告病者，致其人不敢服药，令病加剧者，观于先生之治腹蛇，可以知所取法矣。（孙思邈注）

第十三章

187

咳嗽

表象

表里相应，二九复生。脓能化毒，不吐肠痈。

病例解说

军吏李成苦咳，昼夜不宁，先生诊为肠痈，与以散二剂，令服，即吐脓血二升余，病寻愈。先生谓之曰："后十八年，疾当复发，若不得药，不治。"复分散与之，令宝藏。其后五六岁，有里人所患，适与成同，诣成乞药甚殷，成愍而与之，乃故如谯，诣先生更乞，适值见收，意不忍言。后十八年，成复发，竟以无药死。

附注

肺与大肠相表里，肺疾则大肠之力不足，故便不畅。或便后失力，上无感，下不应也。若大肠遘疾，则肺之鼓动力受阻，故气常不舒，或增咳嗽。干不强，枝亦弱也。先生治咳嗽，而用吐剂，知其化脓毒，侵于腠理耳。视若甚奇，实则无奇也。（孙思邈注）

华佗小讲堂

五脏与六腑互为表里关系。脏为里，腑为表，脏腑表里相互配合，通过经脉相互络属，使脏腑之间形成密切联系。即心与小肠、肺与大肠、脾与胃、肝与胆、肾与膀胱互为表里相属。

血脉诸病

表象

身能活脉，何需药石。

病例解说

先生尝语其门人吴普曰："人体欲得劳动，第不当极。动摇则谷气得销，血脉流通，疾不得生。所谓流水不腐，户枢不蠹也。故古之为导引者，熊颈鸱顾，引挽腰体，动诸关节，以求不老。吾有一术，名五禽之戏：一曰虎，二曰鹿，三曰熊，四曰猿，五曰鸟，亦以除疾，兼利蹄足，以当导引。体有不舒，起作禽戏，怡而汗出，因以着粉，体自轻便，而嗜食。"普遵行之，行年九十，耳目聪明，齿牙完坚。佗之斯术，盖即得自仙传也。（孙思邈注）

腹背诸疾

表象

药不及，针可入，中肯綮，深奥弊。

病例解说

世传涪翁善针，著有《针经》。其弟子程高寻求积年，翁乃授之。郭玉师事程高，亦以针名。惟医贵人，辄或不愈。和帝问其故，对曰："腠理至微，随气用巧，针石之间，毫芒即乘，神存于心手之间，可得解而不可言也。"又曰："针有分寸，时有破漏，是可见用针之难矣。"不知先生得仙授，亦精于此。其徒彭城樊阿，亦善针术。凡医皆言背及胸脏之间，不可妄针，针入不得过四分，而阿针背入一二寸，胸脏深乃至五六寸，而病皆瘳。是可见先生之针

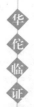

术，得自仙授，视涪翁等尤胜也。（孙思邈注）

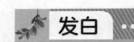

发白

表象

服地节，头不白。

病例解说

樊阿从先生求方，可服食益于人者。先生授以漆叶青面散。漆叶屑一斗，青面十四两。以是为率，云久服，去三虫，利五脏，轻体，使人头不白。阿从之，寿百余岁。

附注

漆叶或谓之漆树之叶，郁脂膏，或谓即黄芪，大补气。青面一名地节，又名黄芝，即今熟地，主理五脏，益精气。昔有游山者，见仙家常服此，因以语先生，试之良效。即以语阿，阿初秘之，旋因酒醉泄于人，其方遂流传于后世云。

第十四章 华佗妙方秘方

本章主要为各类古代秘方，涉及麻醉、镇痛、治疗伤风感冒、去腐生新等，如麻沸散、琼酥散、曼应圆、补心丹等。

麻沸散

主治

专治病人腹中症结，或成龟蛇鸟兽之类，各药不效，必须割破小腹，将前物取出。或脑内生虫，必须劈开头脑，将虫取出，则头风自去。服此能令人麻醉，忽忽不知人事，任人劈破，不知痛痒。

配方

羊踯躅三钱，茉莉花根一钱，当归一两，石菖蒲三分。

用法

水煎服一碗。

茉莉花

琼酥散

主治

本剂专为痈疽疮疡施用刀圭时，服之能令人不痛。

配方

蟾酥一钱，半夏六分，羊踯躅六分，胡椒、川乌、川椒各一钱八分，荜茇二钱。

用法

上药为末，每服半分，陈酒调服。如欲大开，加白酒药一丸。

整骨麻药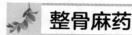

主治

本剂专为开取箭头时，服之令人不痛。

配方

川乌，草乌，胡茄子，羊踯躅，麻黄，姜黄。

用法

上药各等分研为末，茶酒任用。甘草水解。

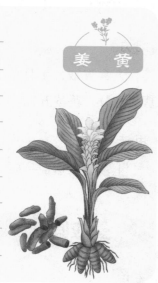

别　　名：黄姜、黄丝郁金。

用药部分：姜科姜黄属植物姜黄的干燥根茎。

性味归经：性温，味苦、辛；归肝、胆、心经。

功能主治：行气、活血、止痛。主要用于治疗气滞血瘀痛，风湿痹痛等。

使用禁忌：血虚无气滞血瘀者及孕妇慎服。

外敷麻药

主治

本剂专为施割症时，外部调敷之用，能令人知觉麻木，任割不痛。

配方

川乌尖、草乌尖、生南星、生半夏各五钱，胡椒一两，蟾酥四钱，荜茇五钱，细辛四钱。

用法

上药研成细末，用烧酒调敷。

 ## 解麻药

主治

施剂以后，换皮后三日，诸症平复，宜急用药解之使醒。

配方

人参五钱，生甘草三钱，陈皮五分，半夏一钱，白薇一钱，石菖蒲五分，茯苓五钱。

用法

上药以水煎成一碗，服之即醒。

 ## 曼应圆

主治

本方功用甚大，百疾可治。如遇结胸，油浆水下七丸。未动再服。积痃食症，水下三丸。水气通身肿，茯苓汤下五丸。隔噎，丁香汤下三丸。因积成劳，鳖甲汤下二丸。腹中一切痛，醋汤下七丸。小肠疝癖，茴香汤下三丸。大小便不通，蜜汤下五丸。心痛，茱萸汤下五丸。白痢，干姜汤下一丸。赤痢，甘草汤下一丸。胃冷吐食，丁香汤下二丸。

配方

甘遂三两，芫花三两，大戟二两，巴豆二两（去皮），干漆二两，皂角七挺（去皮），大黄三两（煨），三棱三两，蓬莪术二两，槟榔一两，木通一两，当归五两，雷丸一两，黑牵牛五两，桑白皮二两，五灵脂二两，硇砂三两，诃子一两（面裹熟，去面），泽泻二两，栀子仁二两。

用法

上药各细锉成末，入米醋二升，浸三日，入银石器中，慢火熬，令醋尽，焙干，再炒黄黑色，存性，入下药：

配方

木香、肉桂、陈皮（去白）、丁香、青皮（去皮）、肉豆蔻、黄芪、白术、没药、附子（泡裂去皮脐），以上各一两；芍药、川芎、白牵牛（炒）、天南星（水煮）、鳖甲（裂浸醋，炙令黄）、熟地黄（酒浸一宿）、牡丹皮、赤茯苓、芸薹子（炒）、干姜（泡裂去皮），以上各二两。

用法

上药同为末，与前药相合，醋糊丸，绿豆大。修合时须在净室中，运以至诚方验。

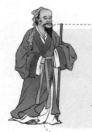

华佗小讲堂

心痛即胸部感到憋闷、疼痛的一种病症。引起心痛的原因有很多，可能由剧烈活动引发，也可能与情绪变化有关。此外，胸膜炎、心包炎等疾病也会诱发心痛。

地 黄

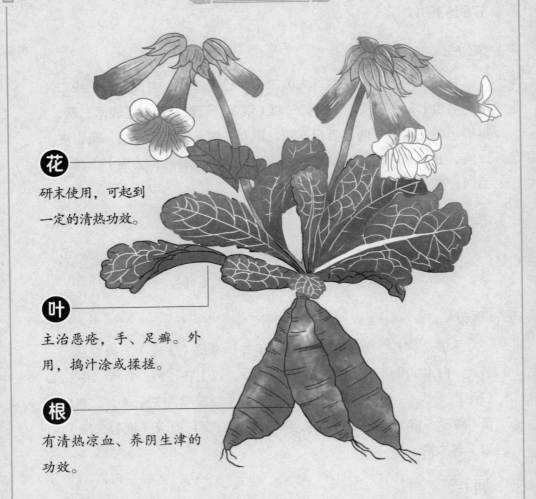

花

研末使用，可起到一定的清热功效。

叶

主治恶疮，手、足癣。外用，捣汁涂或揉搓。

根

有清热凉血、养阴生津的功效。

产　　地：多为栽培，也有野生，一般生长于山坡及路边荒地等处，我国大部分地区皆有生产，主产于河南温县、博爱、武陟、沁阳等地。

性　　味：性寒，味甘、苦。

功效主治：清热凉血，养阴生津。用于治疗热病心烦，舌绛，血热吐衄，斑疹紫黑，热病伤阴，消渴多饮等症。

使用禁忌：胃虚食少者、脾虚有湿者、阳虚者忌服。

交藤丸

主治

本剂功能驻颜长寿，祛百疾。

配方

何首乌（即交藤根，赤白者佳）一斤，茯苓五两，牛膝二两。

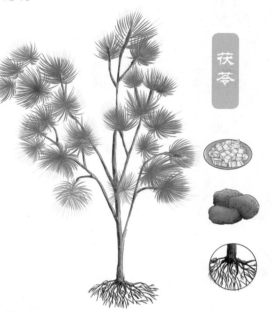

茯苓

用法

上药同为末，蜜为丸。酒下三十丸。

禁忌

忌食猪羊血。

补心丹

主治

专治因惊失心，或因思虑过当，心气不宁、狂言妄语、叫呼奔走。

配方

朱砂、雄黄各一分（二物并研），白附子一钱（为末）。

用法

上药拌匀，以猪心血为丸，如梧桐子大。更则以朱砂为衣。每服二丸。临卧用人参、石菖蒲汤下。常服一丸，能安魂魄，补心气，镇神灵。

华佗妙方大全

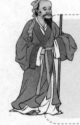

·华佗小讲堂·

喉闭又名双喉闭，是指咽喉肿起、喉道闭阻之症。多种原因可引起喉闭病症，如肝肺火盛、复感风寒或过食油腻等。

碧雪丹

主治

治口疮及咽喉肿痛，即含化。

配方

焰硝二两，生甘草二两，青黛五钱，僵蚕五钱。

别　　名：靛花、青蛤粉。

用药部分：爵床科植物马蓝、蓼科植物蓼蓝、豆科植物木蓝、十字花科植物菘蓝的叶或茎叶制成的干燥粉末或团块。

性味归经：性寒，味咸；归肝、肺经。

功能主治：清热解毒，凉血消斑，清肝泻火，定惊。用于治疗温病热盛，斑疹，咯血，咽痛口疮，小儿惊痫，丹毒，蛇虫咬伤等症。

使用禁忌：中寒者忌服。

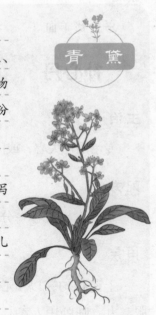

青黛

用法

上药为细末，取黄牛胆汁和之令匀，装入胆囊内，悬当风处，腊月合，过百日中用此方。

华佗神膏

主治

凡皮肤溃烂，欲使之去腐生新，及施割后，宜急用此膏敷之。

配方

乳香、没药、血竭、儿茶、三七各二钱，冰片一钱，麝香二分。

用法

热则加黄连一钱，腐则加轻粉一钱，有火则加煅龙骨一钱，欲速收口则加珍珠一两，或加蟹黄（法取圆脐螃蟹，蒸热取黄，晒干收用）二钱，为末掺用此方。

或以前七药加豚脂半斤，蜂蜡一两，稍温用绵纸拖膏，贴痈疽破烂处。若系杖伤，则三七须倍之。

接骨妙方

主治

本剂专治跌伤打伤，手足折断，惟必先细心凑合端正后，以杉木板夹持之，不可顾患者之痛楚。再以下方使之服下。最多二服当愈，不必三服也。

配方

羊踯躅三钱，炒大黄三钱，当归三钱，芍药三钱，丹皮二钱，生地黄五钱，蝼蛄十个（捶碎），土虱三十个（捣烂），红花三钱。

用法

先将前药用酒煎成，再加自然铜末一钱，连汤服下。

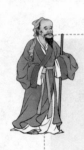

·华·佗·小·讲·堂·

骨折后 1~2 周，骨折部位瘀血肿胀，经络不通，气血阻滞，应注意活血化瘀，行气消散。此外，骨折部位的疼痛会影响食欲及胃肠功能，其间饮食需清淡开胃，利于消化，容易吸收。

愈风妙方

主治

本方凡四时诸风，俱可用之。

配方

防风、羌活、五加皮、芍药、人参、丹参、薏苡仁、玄参、麦冬（去心）、干地黄、大黄、青木香各六分，松子仁、磁石各八分，槟榔子一钱，枳实（炙）、牛膝、茯神、桂心各八分。

用法

上药为末，蜜和为丸，如梧桐子，以酒服十五丸，日再服。稍稍加至三十丸为度。忌猪肉、鱼、蒜、生葱、醋、芜荑。

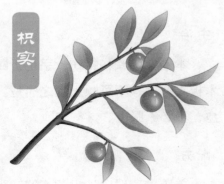

枳实

中草药服药时间

　　一般而言，若病在胸膈以上，如肺脏、头面部疾患，应先进食后服药，这样可以使药物向上走，更好地接近病位；若病在胸腹以下，如脾胃、肛肠处，应先服药后进食，这样使药物能够下沉靠近病灶，更好地发挥治疗作用；若病在四肢血脉，适宜选择早晨空腹服药；若病在骨髓，应选择在晚上吃饱饭以后服药。

　　按照中医时间医学的理论，人体十二脏的气血运行与时辰密切相关，不同的中药应选择合适的时间进服。

　　补肾药、行水利湿药和催吐药应在清晨服用。

　　快到中午的时候，阳气升腾的力量最大。服用发汗解表药更利于将致病的外邪驱逐体外。

　　至于驱虫和泻下药，则适宜在夜晚空腹服用。由于夜晚 21~23 时是肾脏功能最虚衰的时候，这时服用滋养阴血药，能加快吸收，更好地发挥药效。

　　对于安神药，应在临睡前服用，以便卧床后及时进入睡眠状态。

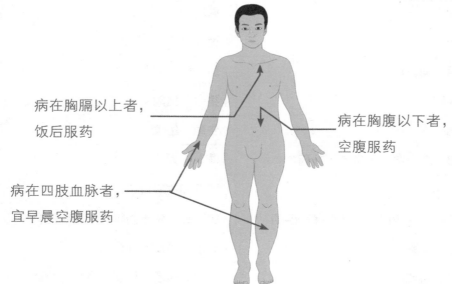

病在胸膈以上者，
饭后服药

病在胸腹以下者，
空腹服药

病在四肢血脉者，
宜早晨空腹服药

服药禁忌速查表

　　服用中药时，应当避免进食与方药作用相反的食物，以免带来不好的影响。其中，油腻、腥臭、煎炸等不易消化或有特殊刺激性食物，是服药的禁忌。

药物及病证	忌口食物
甘草、黄连、桔梗、乌梅	猪肉
土茯苓	醋
苍术、白术	大蒜、桃、李
荆芥	鱼、蟹、河豚、驴肉
天门冬	鲤鱼
蜂蜜	生葱
鸡肉	鲤鱼
丹参、茯苓、茯神	醋及一切酸
薄荷	鳖肉
鳖甲	苋菜
地黄、何首乌	葱、蒜、萝卜
吴茱萸	猪心、猪肉
常山	生葱、生菜
人参、西洋参、边条参等补药	萝卜、大蒜
发汗药	酸涩和生冷食物
疮、疥、肿毒以及皮肤瘙痒等疾病	鱼、虾、牛羊肉等有腥膻味的食物
头昏、失眠、性情急躁	胡椒、酒及辛辣食物
伤风感冒或出麻疹	生冷、酸涩、油腻的食物及补药

中药服药注意事项

中药的作用最注重的是对症，而且使用的药量和搭配都有一定的标准，要遵照医嘱使用。如果随意更改组方或者改变使用数量，或者服药方法不当，都会带来一定影响，甚至会中毒。因此，在使用中药时，要注意中药的配伍禁忌、分型服药禁忌等方面。

中药配伍

某些药物因组方后可能会发生相反、相恶的关系，使彼此的药效降低，甚至引起毒副反应。《本经·序例》指出："勿用相恶、相反者。"相恶配伍可能使药物某些方面的功效减弱，但同时是一种可以利用的配伍关系，并非绝对禁忌。而"相反为生害，于相恶"，是指相反的药物一起使用可能会危害健康，甚至危及生命。所以相反的药物原则上禁止配伍应用。

分型服药

解表药如治感冒的药应趁热服用，并在服后加衣盖被，或进食少量热粥，以增强发汗的效果。寒证要热服，热证要冷服。

对于丸剂、颗粒剂，颗粒较小的可以直接用温开水送服，颗粒较大的要分成小粒吞服，质地坚硬的可以用开水融化后再服用。

对于散剂和粉剂，最好用蜂蜜调和服用，或是装进胶囊中吞服，以免呛入喉咙。蜜膏剂用开水冲服较好，若直接入口吞咽，容易粘住喉咙引发呕吐。

此外，冲剂可以直接用开水冲服，糖浆剂可以直接吞服。

减轻苦味

因为味蕾的存在，所以我们喝中药时会觉得很苦。其实味蕾对苦味的感觉强度与温度有关，**一般**在 37℃时感觉最苦。如果服用时高于或低于这个温度就会感觉舒适很多。因此，为了减轻中药汤剂的苦味，可以配用一些甜味中药或加入适量的糖，或者等温度降到 37℃以下再服用。经验表明，进食中药汤剂味觉最好的温度，在初春、深秋时为 42℃左右，春末、早秋或夏秋时以 34℃为佳。

此外，尽快将汤药喝下去，缩短药汁与味蕾的接触时间，并在服用后漱口，减少药汁的残留，也可以减轻中药汤剂的苦味。

孕妇禁用中药

某些药物具有损害胎元以致堕胎的作用，所以应作为妊娠禁忌的药物。根据药物对于胎元损害程度的不同，一般可分为慎用与禁用两大类。慎用的药物包括通经祛瘀、行气破滞及辛热滑利之品，如桃仁、红花、牛膝、大黄、枳实、附子、肉桂、干姜、木通、冬葵子、瞿麦等；禁用的药物是指毒性较强或药性猛烈的药物，如巴豆、牵牛、大戟、商陆、麝香、草三棱、莪术、水蛭、斑蝥、雄黄等。凡禁用的药物绝对不能使用，慎用的药物可以根据病情的需要斟酌使用。

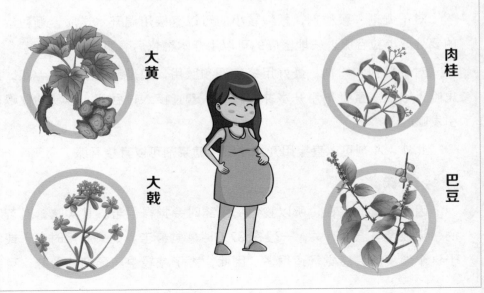

大黄

肉桂

大戟

巴豆

中药材的贮藏方式

中药材如果保存不当，很容易让原本的功效降低，甚至发生霉变，因此，短时间服用不了的药材一定要注意保存好。

一、干燥

中药材的含水量超过 15% 时，很容易发生虫害、霉变等。所以，对含水量高的药材，要借助高温、太阳、风、石灰干燥剂等力量，选用晒、晾、烘、微波、远红外线照射等方法，将含水量降到 15% 以下。

目前，降低中药材含水量最常用的方法是：把药材摊在席子上，摆在太阳下晒。若条件允许，可以用架子把草席架空。对于一些含水分或淀粉较多的药材，如贝母、百合、延胡索等，应先用开水烫煮或蒸，再在太阳下晒。有些药材不耐久晒，如麻黄，久晒后有效成分的含量会减少，应放在通风的室内或遮阴的棚下阴干。此外，有些高价药材容易生虫、发霉，如人参等，应密封保存，用石灰保持药材干燥。

值得注意的是，药材在干燥前都要充分散开，使其干燥均匀，避免局部含水量超标发生霉变。同时为了保持药材的纯净度，干燥时应清洁通风，干燥器械要干净无污染。

二、合理贮藏

贮藏中药材时要注意以下六点：

1. 低温

霉菌和害虫在 10℃ 以下不易生长，且泛油、溶化、粘连、气味散失、腐烂等药材的变质反应在低温时也不易发生，所以将药材放在阴凉干燥处（如冰箱），有利于保存其有效成分。

2. 避光

像花叶类那种在光照时容易起变化的药材，应贮藏在暗处及陶瓷容器、有色玻璃瓶中，避免阳光直接照射。

3.分类

根据药材特点分类保管，如栝楼等肉质、甜香的药材易生虫，应放在熏库；远志、半夏等易霉变，应注意通风、日晒。另外，剧毒药材更应贴上醒目的标签，由专人保管，防止误用中毒。

4.密封

种子类药材(如白扁豆、麦芽、薏苡仁等)，密封保存可防止老鼠撕咬；容易风化（如芒硝等）和挥发（如冰片等）的药材，密封保存可避免有效成分丢失。密封时，将药品放在干净的玻璃瓶中后，盖严瓶盖，用蜡转圈滴在瓶口处封严即可。另外，陶瓷罐、真空袋也是不错的密封容器。

5.合藏

将花椒与有腥味的动物类药材（如地龙等）一起存放，可防止动物类药材虫蛀变质；将泽泻与丹皮放在一处，泽泻不易虫蛀，丹皮不易变质。

6.杀虫

对桑螵蛸、露蜂房等动物药保存前要蒸熟，避免虫卵孵化；同时可用化学药物熏杀害虫，通常保存少量的药材时可将硫黄点燃生成二氧化硫熏蒸，保存大量的药材时可喷洒氯化苦熏蒸。